Neuzeitliche Körperschule

für Knaben in sechs Arbeitsplänen

Unter Anwendung der
„Grundgymnastischen Arbeitsweise"
von Richard Petersen und Alfred Andreassen

auf deutsch herausgegeben von

Theodor Jessen
Turn- und Sportlehrer

Mit einem Vorwort von Niels Bukh

1928
Springer Fachmedien Wiesbaden GmbH

Zeichnungen von
Aage Gravgaar

ISBN 978-3-663-15287-3   ISBN 978-3-663-15855-4 (eBook)
DOI 10.1007/978-3-663-15855-4

Schutzformel für die Vereinigten Staaten von Amerika:

Copyright 1928 Springer Fachmedien Wiesbaden
Ursprünglich erschienen bei B. G. Teubner in Leipzig 1928

Vorwort.

Es ist mir eine Freude, die vorliegenden „sechs Arbeitspläne" den Lehrern und Turnwarten zu empfehlen, da sie die für Kinder am meisten brauchbaren Arbeitsformen der Grundgymnastik enthalten und von zwei Fachleuten mit gründlicher Erfahrung im Knabenturnen ausgezeichnet bearbeitet sind.

Die sechs Arbeitspläne werden nicht nur eine wertvolle Hilfe in der Schul- und Vereinsarbeit, sondern gleichzeitig bei der Ausbildung von Turnwarten zu Jugendleitern in kurzen Kursen sein.

Gymnastikhochschule in Ollerup, August 1926.

Niels Buth.

Geleitwort.

Vorliegendes Büchlein will dazu dienen, den segensreichen Einfluß der „Niels Bukhschen Arbeitsweise" dem Knabenturnen zugute kommen zu lassen. Da Niels Bukh — wie er selbst sagt — sein Leben lang nur mit Erwachsenen gearbeitet hat, so haben zwei tüchtige Kopenhagener Turnlehrer es unternommen, die grundgymnastische Arbeitsweise an der Hand von erprobten, praktischen Beispielen auf das Knabenturnen zu übertragen.

Zudem enthält das Buch im Anhang eine Beschreibung der bezeichnenden dänischen Sprünge und Gewandtheitsübungen und ihre methodische Behandlung. Sie haben den Vorzug vor dem deutschen Geräteturnen (z. B. Pferd, Barren), daß sie — im Gegensatz zu jenem — in erster Linie die vernachlässigten Muskelpartien beanspruchen und entwickeln.

Wir stehen jetzt im Zeichen einer zweiten Erneuerung des deutschen Turnens von Norden her. Während die „Schwedische Gymnastik" eines Ling uns nur sehr oberflächlich berührte, ja selbst in ihrem eigenen Vaterlande zu einem trockenen System erstarrte, verdient der große Schüler Lings, der Däne Niels Bukh, daß die deutsche Turnwelt sich ernstlich mit ihm beschäftigt. Was ist denn das Neue bei ihm? Die praktische Durchführung einer planvollen Körperschule auf anatomisch-physiologischer Grundlage. Die Lingschen Ideen sind von dem großen Meister Niels Bukh in seiner Grundgymnastik[1]) verwirklicht worden; daß man in einzelnen physiologischen Fragen anderer Ansicht sein kann, tut der Größe seines Verdienstes keinen Abbruch.

Niels Bukhs Turnweise mit Erwachsenen wurde bisher oft in mechanischer Übertragung mit Kindern vorgeführt und als „Dänische Grundgymnastik" hingestellt. Das gab häufig zu Mißverständnissen Anlaß. Es ist doch klar, daß wir die Anforderungen, die wir an voll-

---

1) Grundgymnastik von Niels Bukh. Deutsch von Anna Sievers. Verlag B. G. Teubner, Leipzig u. Berlin.

ausgewachsene, 20jährige Menschen stellen, nicht einfach auf die in der Entwicklung stehenden Kinder übertragen dürfen.

Aus diesem Grunde habe ich es gern übernommen, dies kleine Büchlein auf deutsch herauszugeben und hoffe, daß es in Verbindung mit der ausgezeichneten „Grundgymnastik" den deutschen Turnlehrern ein Helfer zum Verständnis des dänischen Turnens sein möge.

Daß ich außer der Übungsbezeichnung auch noch das genaue Kommando angeführt habe, mag man als überflüssig betrachten; aber es erscheint mir als der einzige Weg, um gerade das Eigentümliche der Niels Bukhschen Arbeitsweise an diesen praktischen Beispielen anschaulich zu zeigen. So habe ich, manchmal bewußt von der üblichen deutschen Turnformulierung abweichend, die Ankündigung in Anpassung an den fortlaufenden, fließenden Turnbetrieb etwas freier gestaltet, dagegen das Ausführungskommando so klar und kurz wie möglich.

Heide in Holstein, Ostern 1928.

Theodor Jessen.

Inhalt.

	Seite
I. Arbeitsplan	3
II. Arbeitsplan	10
III. Arbeitsplan	16
IV. Arbeitsplan	22
V. Arbeitsplan	27
VI. Arbeitsplan	32
Hangübungen	38
Gleichgewichtsübungen	41
Sprünge	44
Gewandtheitsübungen	51

Einleitung.

Diese sechs Arbeitspläne, die zunächst für den Gebrauch auf kurzen Ausbildungskursen berechnet waren, sind auf Grund der Erfahrungen geschrieben, die wir in unserer Arbeit mit Knaben von 11—16 Jahren gemacht haben, aber wir hoffen, daß sie auch im Vereinsturnen und im Turnunterricht an den Schulen Anwendung finden werden.

Da die meisten von den unter Hangübungen, Gleichgewichts= übungen, Sprüngen und Gewandtheitsübungen aufgeführten Übun= gen in K. A. Knudsen: „Lærebog i Gymnastik for Seminarier", deutsch „Lehrbuch des dänischen Turnens" von Dr. Karl Gaulhofer und Dr. Erwin Mehl (Deutscher Verlag für Jugend und Volk, Wien= Leipzig=Newyork) beschrieben sind, erlauben wir uns, auf dies Buch hinzuweisen, indem wir davon ausgehen, daß die Mehrzahl von denen, die im Turnen unterrichten, entweder im Besitze desselben ist oder sich leicht Zugang zu diesem Hilfsmittel verschaffen kann.

Die Erneuerung, die die Lingsche Gymnastik durch Niels Bukhs bahnbrechende Arbeit mit der Grundgymnastik erfahren hat, soll auch den Knaben zugute kommen, weil ein großer Teil der Grund= gymnastikübungen und die Arbeitsweise, die Bukh anwendet, sich in angepaßter Form vorzüglich für größere Knaben eignet. Wenn wir daher dieses Büchlein aussenden, das so viele Grundgymnastik= übungen enthält, ist es uns ein Bedürfnis, Niels Bukh unsern besten Dank für die Freude und Bereicherung, die wir durch seinen vorzüg= lichen Unterricht gehabt haben, auszusprechen.

Kopenhagen, im August 1926.

Richard Petersen. **Alfred Andreassen.**

Bemerkungen zu den Arbeitsplänen.

Wir haben die übliche Dreiteilung[1]) der Arbeitspläne (A, B und C) benutzt. In der Gruppe A, in der die Anzahl der Übungen verschieden sein kann, haben die Übungen fortlaufende Nummern erhalten. In der B-Gruppe haben wir den Arbeitsklassen feste Nummern, aber keine festen Plätze gegeben:
1. Spannbeugen (nach N. B.: geschmeidigmachende Rückenarbeit).
2. Hangübungen.
3. Gleichgewichtsübungen.
4. Seitenübungen.
5. Vorderseitenübungen.
6. (Kraftgebende) Rückenübungen.
7. Gang und Lauf.
8. Sprünge.
9. Gewandtheitsübungen.

Gruppe C ist in den Arbeitsplänen nicht angeführt, da wir einen Umzug in der Halle, am besten mit Gesang, für ausreichend halten.

Von den Spannbeugen sind nur die Formen aufgenommen, welche die Knaben leicht bewältigen können, nachdem sie ihnen richtig und gut erklärt sind. Nicht allein hier, sondern auch bei anderen Übungsklassen haben wir einen Teil der Übungen mit Helfer angeführt, da es sich gezeigt hat, daß die Knaben einander ausgezeichnet helfen können und dadurch eine größere Ausbeute aus den Übungen erhalten; aber es ist Voraussetzung, daß sie auf das genaueste den Befehlen des Lehrers folgen und mit der größten Aufmerksamkeit arbeiten. Übende und Helfer mögen im Interesse der Arbeit leise miteinander sprechen, aber das muß so geschehen, daß die Disziplin sich nicht lockert.

Da in vielen Turnhallen wenig Querbaumplatz (Reckplatz) ist, haben wir es für praktisch gefunden, die Hangübungen am Quer-

---
[1]) Die Lingsche Einteilung. A Einleitende Übungen, B Hauptarbeit, C Abschließende Übungen.

baum (Reck) zu den Riegenübungen zu legen. Dafür haben wir an dem üblichen Platz für Hangübungen im Arbeitsplan solche an der Sprossenwand angeführt. Die Knaben lernen schnell, diese leichteren Hangübungen in richtiger Form auszuführen, und wir haben die Erfahrung gemacht, daß es dann viel leichter ist, die schwereren (kräftigeren) Hangübungen am Schwebebaum (Reck) mit ihnen vorzunehmen, wenn vordem gut vorbereitende Arbeit an der Sprossenwand geleistet wurde.

Da die Gleichgewichtsübungen auf dem Boden, die man allgemein für Knaben anwendet, so leicht sind, daß es für manche Lehrer schwer hält, die Aufmerksamkeit der Knaben um die Arbeit zu sammeln, so haben wir auch diese beim Riegenturnen eingeordnet. Am Gerät ausgeführt, erhalten sie nicht nur einen größeren Wert, sondern sie fesseln auch die Knaben in weit höherem Grad.

Beim Riegenturnen teilt man die Knaben in vier Abteilungen mit je sechs bis zehn Knaben (oder ähnlich) ein. Die eine Abteilung arbeitet mit Hang- oder Gleichgewichtsübungen, während die anderen Abteilungen mit Sprüngen und Gewandtheitsübungen beschäftigt sind. Der Lehrer sorge dafür, daß die gewählten Übungen nicht gleichartig in ihrer Wirkung sind, sondern sich in passender Weise ergänzen. Wir haben den einzelnen Arbeitsplänen keine bestimmten Abteilungsübungen angefügt, sondern im zweiten Teil des Buches alle die Übungen zusammengestellt, mit denen die Knaben arbeiten können. Der Lehrer kann selbst die Übungen auswählen, die am besten dem Stand der Abteilung entsprechen. Man halte darauf, die Knaben in jeder Stunde mit allen Abteilungs(Riegen=)übungen arbeiten zu lassen. Diese Übungen haben nun einmal besonderen Reiz für die Knaben, und es ist für sie eine große Enttäuschung, gerade dann bei der Arbeit unterbrochen zu werden, wenn sie zu der Übung (dem Gerät) kommen, die (das) ihnen am meisten Freude macht. Es ergötzt die Knaben und stärkt den Gemeinschaftsgeist, wenn nach den Abteilungsübungen noch Zeit bleibt, alle Turner in einer großen Abteilung zu sammeln, die unter Leitung des Lehrers einen leichteren Sprung „im Fluß" übt.

Es empfiehlt sich oft, ein kleines Spiel oder Ballspiel auszuführen, das sich leicht einrichten läßt; die großen Spiele und Ballspiele, die mehr Zeit beanspruchen, kann man dann und wann an Stelle des Abteilungsturnens (und am Spielnachmittage) ansetzen.

Zu allen Übungen ist ein Befehl angegeben, doch kann derselbe in vielen Fällen kürzer gefaßt werden, wenn die Knaben die Übungen erst kennen. Soll die Arbeit in der Turnhalle gut gelingen, so kann auch an dieser Stelle nicht stark genug hervorgehoben werden, daß dazu von seiten des Lehrers eine große vorbereitende Arbeit gehört; die verschiedenen Übungen müssen in allen Einzelheiten durchgearbeitet sein, und er muß sich über die Arbeitsweise, die er in jedem einzelnen Fall anwenden will, vollständig klar sein, so daß er niemals herumprobt oder unsicher vor den Knaben steht.

Wir sind der Anschauung, daß man im Knabenturnen nicht **lange** Arbeitspläne benutzen soll. Lange Übungsfolgen ermüden die Knaben oft zu sehr, und es besteht die Gefahr, daß die Schüler, die am meisten der Körperschulung bedürfen, den Sinn dafür verlieren. Weiter ist es nur möglich, diese langen Arbeitspläne durchzuführen, indem man die Übungen nur so hindurchjagt oder die Zeit für die Sprünge und Gewandtheitsübungen beschneidet. Die Arbeitspläne sollen nicht länger sein, als daß man sie in einer Stunde durchführen kann. Wenn die Knaben mit der Zeit in der Ausführung der Übungen tüchtiger werden, so daß richtiger Fluß und Rhythmus in die Arbeit kommt, so nehme man die einzelne Übung mehrmals vor und wiederhole die Übungsreihen, die sich besonders gut zusammenketten lassen. Für das Abteilungsturnen wende man ungefähr ein Drittel der Stunde an.

I.

A. 1. Aufstellung in 2 Stirnreihen, Rundgang im Saal. Aufmarsch zur Flankenaufstellung mit Abstand in Reichweite. Abzählen zu Zweien, Reihenöffnung mit 2 Schritten seitwärts und Ausrücken zur Aufstellung mit einem Schritt.

In 2 Gliedern — antreten! Richt euch! Rechts — um! Vorwärts — marsch! Zum Aufmarsch durch die Mitte! Hände zum Abstand —

A. 1. Mit Rücksicht auf die Übersichtlichkeit der Abteilung, den Marschtakt und das Arbeitstempo ist es praktisch, die Übenden der Größe nach in zwei Flankenreihen aufzustellen mit den Kleinsten am rechten Flügel, doch besetze man die ersten zwei Gruppen mit den unbedingt Tüchtigsten der Kleinen. Auf den Befehl: „Zum Abstand Hände — vor!" macht der Flügelmann halt und die anderen Knaben nehmen auf Armlänge Abstand. Der Rücken des Vorder=

I

hebt! Hände — ab! Zu Zweien abzählen! — (Mit lautem Zählen bis vier) Reihen öffnen mit 2 Schritten — marsch! (Mit lautem Zählen bis zwei) Die Ersten einen Schritt nach links, die Zweiten nach rechts — marsch! (Richtung.)

A. 2. Federhupf (Hüpfen im Zehenstand).
Hüpfen auf der Stelle — übt! (In die Grätschstellung — springt!)

3. Einseitiges Armkreisen vorwärts in der Seitgrätschstellung.
Armkreisen links — übt! — halt! (Später ohne „halt".) Rechts — übt! — halt! usw. (Mit einem Hupf in den Hockstütz — fallt!)

4. Aus dem Hockstütz: Kniestrecken; später im Takt.
Knie — streckt! — beugt! usw. Später: Kniestrecken und =beugen im Takt — übt! — halt! (Linksum zum Strecksitz — ab! Arme — kreuzt!)

A. 2, 3 und 4 können wiederholt werden.

---

manns wird nur mit den Fingerspitzen berührt, Handflächen abwärts. Die erste Reihe nimmt das Abzählen mit Kopfdrehen nach der anderen Reihe zu vor. Reihenöffnen und Ausrücken mit leichten und federnden Schritten; im Anfang kann man den Takt durch lautes Zählen (der Übenden) unterstützen.

A. 2. Kleine leichte und federnde Hupfe, gute Haltung, lockere Armhaltung.

A. 3. Die Arme schwingen mit leicht geballten Händen in der größtmöglichen Bewegungsbahn vorwärts=aufwärts=rückwärts dicht und lang an den Ohren vorbei; die Brust nach vorn gerichtet, Körper und Arme entspannt. Die ledige Hand stützt lose an der Hüfte. Mit Rücksicht auf die Schwungbahn und =geschwindigkeit ist eine gute Grätschstellung erforderlich.

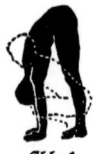
Abb. 1.

A. 4. Auf den Befehl: „Knie — streckt!", werden die Knie vollständig gestreckt, worauf die Knaben durch nachfedernde Bewegung des Körpers versuchen, die Stirn gegen die Knie zu legen und mit den Fingerspitzen oder Handflächen gerade vor den Füßen den Boden zu erreichen. Wird die Übung im Takt vorgenommen, so führt man in der Rumpfbeuge unmittelbar nach dem Kniestrecken eine federnde (wippende) Bewegung aus und federt ebenfalls im Hocksitz. Zur Unterstützung des Taktes kann man (nach — „übt!"): „Beugt und federt und beugt und federt!" anwenden.

A. 5. Im Streckſitz: Armſchwingen zwiſchen Kreuz- und Flughalte und Rumpfvorbeugen mit Erfaſſen der Füße.[1])
Armſchwingen ſchräg ſeitwärts-aufwärts (zur Flughalte) — übt! Mit Erfaſſen der Füße vorwärts — beugt! Nachwippen! Dieſelben Armſchwünge — übt! uſw. (In die Rückenlage — ab!)

6. Aus der Rückenlage: Bruſtheben und Kopfvorbeugen.
Kinn anziehen! Bruſt — hebt! — ſenkt! Kopf — beugt! — ſtreckt! Bruſt — hebt! uſw.

A. 5. Zu Anfang halte man die Arme gekreuzt ſo tief wie möglich, ohne ſie auf den Beinen ruhen zu laſſen.
a) „Armführen ſchräg ſeitwärts-aufwärts — eins!" Von der Kreuzhalte werden die Arme geſtreckt und auf dem kürzeſten Wege ſchräg ſeitwärts-aufwärts geführt, wie die Abbildung zeigt (Kontrolle!), „— zwei!" Die Arme zur Ausgangsſtellung, uſw.
b) „Armſchwung ſchräg ſeitwärts-aufwärts und ſofort zurück — eins!" „Dasſelbe — eins!" uſw. Außer der Richtung des Armſchwunges lege man nun auch Gewicht auf eine ausgiebige Ausführung.

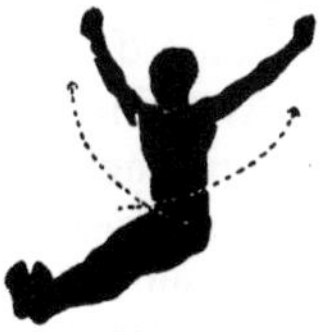

Abb. 2.

c) „Armſchwingen ſchräg ſeitwärts-aufwärts — übt!" Viele Armſchwünge nacheinander ohne Anhalten. Die Arme ſ c h w i n g e n ſeitwärts-aufwärts und f a l l e n zurück.

Um die richtige Wirkung zu erzielen, müſſen die Knaben es lernen, ſich zu entſpannen und den Körper im letzten Teil des Schwunges vorwärts zu neigen.

Der Armſchwung kann auf ein beſonderes Kommando hin mit dem Rumpfbeugen im Streckſitz mit Erfaſſen der Füße wechſeln (Nachfedern); man vermeidet hierdurch eine Ermüdung der Knaben mit einſeitiger Arbeit. Beim Rumpfbeugen vorwärts umfaſſen die Knaben die Füße von außen und verſuchen, durch federnde Bewegungen die Stirn gegen die geſtreckten Knie zu legen.

A. 6. Um ein Rückwärtsbeugen des Halſes zu vermeiden (Bogenhals), wird das Kinn bei geſtrecktem Hals etwas angezogen. Während des Bruſthebens ſoll der Nacken nicht auf dem Boden rutſchen; aber die Knaben müſſen eine ſtarke Streckung in den beiden

---

1) Vgl. Niels Bukh, Grundgymnaſtik. Deutſch von Anna Sievers, Hamburg. B. G. Teubner, Leipzig u. Berlin.

I

A. 7. Aus der Rückenlage: Heben der geschlossenen Beine über den Kopf.

Beinheben über den Kopf (Zehen auf den Boden) — eins! — zwei! Dasselbe — hebt! — senkt! usw.
(Nach dem letzten Heben: Mit Kehrtwendung in die Kriechstellung — auf!)
A. 6 und 7 können wiederholt werden.

8. Aus der Kriechstellung (Knieliegestütz): Rumpfdrehen und Kopfdrehen mit einseitigem Armschwung.

Rumpfdrehen und Kopfdrehen mit Armschwung nach links in freier Weise[1] — übt! — halt! Dasselbe nach rechts — übt! — halt!
(Mit Hüftstütz und Blick nach vorn — auf!)

---

oberen Teilen der Wirbelsäule (Hals und Brust) verspüren. Vollständige Entspannung der Arme und Beine; freie Atemführung!

A. 7. Die Handflächen auf dem Boden. Die Beine werden geschlossen und mit gestreckten Knien so weit wie möglich über den Kopf geführt. Nach einiger Übung können alle Knaben den Boden mit den Fußspitzen erreichen. Darauf ruhiges Beinsenken, Fersen leicht aufsetzen.

A. 8. In der Kriechstellung sollen die Knaben gleich viel auf den Knien und Händen ruhen. Die Knie etwas auseinander, die Hände nebeneinander, der Rücken gerade und das Kinn angezogen. Die Rumpfdrehung mit dem Armschwung kann auf folgende Weise eingeübt werden:

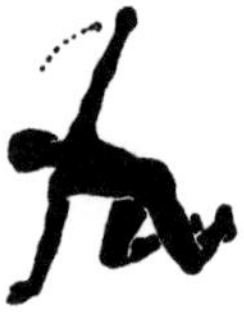

Abb. 3.

a) Auf den Befehl: „Rumpfdrehen links mit Armführen seitwärts — eins!" wird der Arm seitwärts-aufwärts geführt und die Stellung kontrolliert; auf „zwei!" setzt man die Hand wieder auf den Boden. „Wieder nach links — eins!" — „zwei!" usw. Darauf dasselbe nach rechts.

b) Befehl: „Rumpfdrehen links mit Armführen seitwärts und sofort zurück — eins!" „Dasselbe — eins!" usw. Beim Rumpfdrehen seitwärts wird der Arm weit über den Rücken herumgeschwungen und sofort zurück. Darauf nach rechts usw.

c) Befehl: „Rumpfdrehen und Armschwingen viele Male nach links — übt!" Die Hand, die seitwärts schwingen soll, wird an der anderen Hand vorbei zum Ausholen unter den Körper genommen (eben über dem Boden) und geht darauf ohne Anhalten in den Armschwung

---

[1] d. h.: ganz frei im eigenen Rhythmus.

I

A. 9. Ferſenheben und kleines Kniebeugen mit Hüftſtütz.
Ferſenheben und Kniebeugen im Takt — übt! — halt! Hände — ab!

B. 1. Wippen im Ferſenwinkelſitz mit Handſtütz.
(Nach Aufſtellung an der Sproſſenwand): Mit den Händen an der 3. (4.) Sproſſe zum Rückenſtrecken in den Knieſtand — ab! Federndes Wippen — übt! (Mit Rückſtellen des rechten Fußes zum flüchtigen Handſtand — klar!)

9a. Flüchtiger Handſtand aus dem Hockſtütz (Stützkniebeuge "Grundgymnaſtik").
Flüchtigen Handſtand — übt! — halt! Mit dem Geſicht zur Sproſſenwand (Stand vorlings) — auf! (Tiefe Kniebeuge — ab! Die linke Hand an der 3. Sproſſe und die rechte Hand ſo hoch wie möglich Sproſſen — faßt!)

B. 1 und 9a können wiederholt werden.

seitwärts über und ſo weiter ohne Zwischenpauſen. Auf „Halt" wird die Hand auf den Boden geſtützt. Darauf dasſelbe nach rechts.

A. 9. Keine ſcharf markierten Bewegungen, aber lebhafter Takt und gute Haltung.

B. 1. In der Ausgangsſtellung nehmen die Übenden den Ferſenſitz ein. „Den Steifen" iſt es jedoch ſchwer, im Ferſenſitz den genügenden Nutzen von der Übung zu erhalten, und man geſtatte ihnen daher, das Geſäß etwas zu heben, indem ſie die Knie etwas von den Sproſſen fortrücken. Der Lehrer muß dabei ein offenes Auge dafür haben, daß kein hohles Kreuz entſteht. Die Handgelenke lege man in ſchulterbreitem Abſtand auf die Sproſſe und den Kopf zwiſchen die Arme. In dieſer Stellung ſuche man durch kleine federnde Bewegungen, die Bruſt abwärts zu drücken. Auf „Halt!" zeige und berichtige man das Ergebnis in einer ruhigen Stellung.

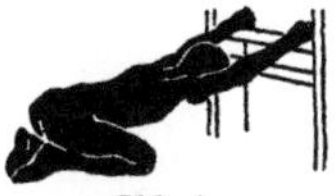

Abb. 4.

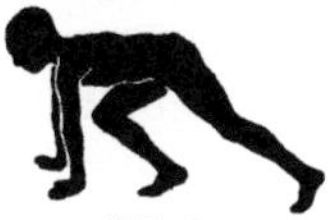

B. 9a. Die Hände werden in einem Abſtand von etwa zwei Fußlängen von der Sproſſenwand auf den Boden geſetzt. Arme geſtreckt, Nacken zurück („Seht auf die Hände!"). Die Knaben verſuchen von

Abb. 5.

dieſer Ausgangsſtellung aus, mit kräftigem Beinſchwung den Handſtand einzunehmen. Das zurückgeſtellte Bein, abwechſelnd rechts und links, ſchwingt zuerſt gegen die Sproſſenwand.

I

B. 2a + 4a. Aus der Hockstellung mit griffesten Händen: Rückspringen zum Liegestütz seitlings.
Rückspringen zum Seitliegestütz — eins! — zwei! usw. Umwechseln der Hände! Rückspringen — eins! — zwei! usw. (Mit dem Rücken gegen die Sprossenwand, Sprossen in Reichhöhe — faßt!)

5. Aus dem Streckhangstand: Hohes Doppelknieheben und -senken in einem Tempo; später mit lautem Zählen bis 6.
Heben der Knie bis zur Nase und sofortiges Senken — übt! — übt! usw. Dasselbe mit lautem Zählen bis 6 — beginnt! Hände — ab!

4b. Aus der Seitgrätschstellung: Seitbeugen mit Nachfedern im Takt von Seite zu Seite.
(In geöffneter Aufstellung.) In die Seitgrätschstellung — springt! Seitbeugen nach links — eins! Nachfedern — zwei! Nach rechts — drei! Nachfedern — vier! usw. Später: Nach links — beugt! Nachfedern! — Gleich nach rechts — beugt! usw. Seitenbeugen von links nach rechts im Takt — übt — halt!

B. 2a und 4a. Erfassen der Sprossen in der Mitte und zwar oberste Hand Ristgriff, unterste Kammgriff (Untergriff). Der Sprung in den Seitliegestütz wird lebhaft und leicht ausgeführt. Die Füße so weit wie möglich von der Sprossenwand. Im Seitliegestütz liegt der eine Fuß auf dem anderen, und die Arme, Beine und der Körper sind gestreckt und rechtwinklig zur Sprossenwand.

B. 5. Die Übenden stehen bei der Ausgangsstellung auf der ganzen Fußsohle. Die Arme gestreckt (auch während des Kniehebens). Die Knie werden geschlossen und auf einen Zug so hoch wie möglich gehoben. Das Knieheben und -senken in einer Zeit. Füße leicht aufsetzen.

B. 4b. Gute Grätschstellung, Arme locker; die Hände gleiten an der Außenseite der Oberschenkel entlang. Gerade seitwärts beugen („gerade über Kant"); auch der Kopf wird mitgebeugt.
Nachwippen in der Seitbeuge. Erheben zur aufrechten Stellung. Wenn die Übung im Takt von Seite zu Seite vorgenommen wird, gilt es, ein passendes — nicht zu schnelles — Tempo zu finden, das den Übenden gestattet, sowohl die Beugungen gründlich zu machen als auch durch die gestreckte aufrechte Stellung zu gehen. Der Takt kann durch Zählen unterstützt werden: „Eins! und zwei! und eins! und zwei!" usw. „Eins!" (links) „und" (aufrechte Stellung) „zwei!" (rechts).

B. 6. Aus der Seitgrätschstellung mit Hüftstütz: Rumpfvorbeugen mit Nachwippen und Rückenstrecken zum Winkelstand (Senkhalte).
Mit Hüftstütz Rumpfvorbeugen — beugt! Nachwippen! Zum Grätschwinkelstand — streckt! Dasselbe — beugt! — streckt! usw. (Mit einem Hupf zum Hockstütz — ab!)
B. 4b und 6 können wiederholt werden.

8a. Aus dem Hockstütz: Hohes Hüpfen mit Körperstrecken.
Springt hoch — hüpft! — hüpft! usw. Richtung! (Mit lautem Zählen bis zwei) Die Ersten und Zweiten einrücken — marsch! (Mit lautem Zählen bis vier) Reihen schließen — marsch!

7a. Gewöhnlicher Gang mit Halt. Später gewöhnlicher Gang mit Vierteldrehung und Halt.
Vorwärts — marsch! Abteilung — halt! usw. Später: Mit Vierteldrehung links, Abteilung — halt! usw.

7b. Zehengang.
(Bei gewöhnlichem Gang.) Zehengang — übt! Gewöhnlicher Gang — marsch! usw.

7c. Gewöhnlicher Lauf und Lauf in einem „S".
Laufschritt — übt! Lauft im „S"! Gewöhnlicher Gang — marsch!

B. 6. Während der nachfedernden Bewegungen, die nach und nach so groß werden, daß der Körper sich zwischen Winkelstand und tiefer Vorbeughalte bewegt, sollen die Knie gestreckt bleiben. Die Beugung des Hüftgelenks sei beim Grätschwinkelstand etwa 90 Grad, d. h. der Oberkörper etwas über der Wagerechten, der Rücken gestreckt, das Kinn angezogen.

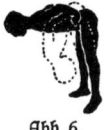
Abb. 6.

B. 8a. Im Anfang lege man das Hauptgewicht auf das Strecken des Körpers und die Leichtigkeit des Niedersprunges; weiterhin sollen die Knaben auch hoch springen.

B. 7a. Das „Halt" muß sowohl auf dem rechten wie auf dem linken Fuß eingeübt werden. Bei einer Vierteldrehung links fällt das „Halt!" auf den rechten Fuß.

B. 7b. Kürzere Schritte und kleinere Armschwünge als bei gewöhnlichem Gang. Freie Haltung.

B. 7c. Den Lauf im „S" kann man an Stelle einer Kehrtwendung beim Lauf gebrauchen, und weiter erreicht man, daß die Reihen abwechselnd an der Außenseite zu laufen kommen. Das „S" wird am schönsten, wenn der Befehl während des Laufs der Flügelleute an der Endwand der Turnhalle fällt.

II

II.

A. 1. Aufstellung, Aufmarsch und Abzählungen wie im vorigen Arbeitsplan. Reihenöffnung und Ausrücken mit lautem Zählen bis 6.

(Lautes Zählen bis 6.) Mit 2 Schritten Reihen öffnen; darauf mit einem Schritt die Ersten nach links, die Zweiten nach rechts ausrücken — marsch!

2. Wechselhupf zwischen Grätsch- und Grundstellung, später mit Zwischenhupf bei geschlossenen Füßen.

Hüpfen zwischen Grätsch- und Grundstellung (mit Zwischenhupf in der Grundstellung) — übt!

(In die Seitgrätschstellung — springt!)

3. Aus der Seitgrätschstellung: Armschwingen vorwärts-abwärts-rückwärts-vorwärts-aufwärts.

Armschwingen vorwärts und vorwärts-aufwärts im Wechsel — übt! — halt!

A. 2 und 3 können wiederholt werden.

4. Wechselhupf zwischen Grätschstellung und Hockstütz.

In den Hockstütz — fallt! In die Grätschstellung — springt! — fallt! — springt! usw. Dasselbe im Takt — übt! (Mit Hüftstütz in die Grätschstellung — springt!)

A. 2. Die Hupfe sollen leicht und federnd sein. Die Arme locker, aber ruhig. Das „Halt!" fällt in der Grätschstellung.

A. 3. Freie parallele Armschwünge. Hände leicht geballt. Um während des Armschwingens ein Durchbiegen im Lendenteil zu vermeiden, lehre man die Knaben, den Körper im letzten Teil des Armschwunges etwas vorzulegen.

A. 4. Die Hupfe sollen nicht so hoch, aber leicht sein. Man halte weder in der Grätschstellung noch im Hockstütz an, wenn man die Übung im Takt vornimmt. Der Takt kann unterstützt werden durch: „Nieder" „auf" usw.

A. 5. Aus der Seitgrätschstellung mit einseitigem Hüftstütz: Rumpfdrehen (und Kopfdrehen) mit einseitigem Aufschwung schräg seitwärts=aufwärts.

Rumpfdrehen mit Armschwingen links seitwärts — übt! Dasselbe nach rechts — übt! — halt! usw.

A. 5. Die Übung lehrt man am leichtesten, indem man anfangs den Armschwung ohne Körperdrehung einübt. Auf den Befehl: „Den linken Arm seitwärts schwingen — übt!" nimmt man die linke Hand geballt nach rechts vor den Körper und schwingt sie vorwärts und schräg seitwärts=aufwärts, die Hand in Scheitelhöhe, viele Male im Takt. Die Knaben sollen auf ihren Arm sehen und beachten, daß er seitwärts „schwingt" und vor dem Körper zurück „fällt". (Die Arme sollen also nicht seitwärts gestreckt und zurückgezogen werden.) Wenn dieser Armschwung nach einigen Versuchen eingeübt ist, macht man den Armschwung stärker und fügt Rumpf= und Kopfdrehung hinzu; aber nun arbeiten die Knaben in freier Weise. Um die größtmögliche Wirkung auf die Wirbelsäule zu erzielen, stehen die Füße fest auf dem Boden (kein Fersenheben oder Drehen der Füße). Die Knie gestreckt, Körper senkrecht, und sowohl Armschwung als auch Rumpfdrehen müssen ausgiebig ausgeführt werden. Keine Gespanntheit, sondern freie, schöne Bewegungen. Ist dieses Ziel erreicht, so können die Knaben wieder im Takt arbeiten. Den Takt kann man durch Zählen unterstützen: „Und eins! und zwei! und drei! und vier!" usw. „Eins" „zwei" „drei" und „vier" zu den Seitwärtsbewegungen, „und" (lang ausgesprochen) zu der Rückbewegung des Armes zum Ausholen vor dem Körper. Später kann diese Übung auf des Lehrers Befehl oder nach einer bestimmten Anzahl Drehungen (z. B. 4) direkt in die Übung A. 6 übergehen; etwa folgendermaßen: 4mal Rumpfdrehen links, Beugen über dem rechten Bein (mit viermaligem Nachfedern), 4mal Rumpfdrehen rechts, Beugen über dem linken Bein (viermaliges Nachfedern), 4mal Rumpfdrehen links usw.

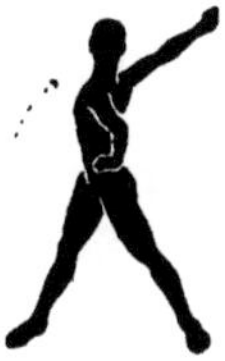

Abb. 7.

Der Übergang vom Beugen über dem einen Bein zum Rumpfdrehen nach derselben Seite vollzieht sich am besten, indem die Übenden sich beim Strecken etwas nach der entgegengesetzten Seite drehen, gleichsam, um „Anlauf zu nehmen".

II

A. 6. Aus der Seitgrätschstellung: Rumpfdrehbeugen vorwärts mit Erfassen eines Fußgelenks, Nachwippen.
Rumpfdrehbeugen links mit Erfassen des linken Fußgelenks — beugt! Nachwippen! Aufwärts — streckt! Dasselbe mit Erfassen des rechten Fußgelenks usw.
(Mit einem Hupf durch die tiefe Kniebeuge zum Kniestand — ab!)

7. Im Kniestand: Rumpfbeugen rückwärts mit Armführen seitwärts zur Kammhalte und Rumpfbeugen vorwärts mit Rückfalthalte der Hände.
Rumpfbeugen rückwärts mit Seitführen der Arme — eins! Mit Rückfalthalte der Hände Rumpfbeugen vorwärts — zwei! — eins! — zwei usw.
(Mit einem Hupf in die Grundstellung — springt! Arme — beugt!)

8. Aus der Beughalte: Armstrecken in zwei Richtungen.
Armstrecken (z. B. aufwärts und seitwärts) nach Zählen — eins! — zwei! — drei! — vier! — Dasselbe im Takt — übt! — halt! (Hüften — fest!)

9. Fersenheben und tiefes Kniebeugen mit Hüftstütz.
Fersenheben und tiefes Kniebeugen im Takt — übt! — halt! Hände — ab!

A. 6. Knie gestreckt. Beide Hände umfassen von hinten die Fußgelenke. Beim Nachwippen suchen die Knaben das Knie mit der Stirn zu berühren und sogar daran vorbeizukommen.

A. 7. Kräftiges Rückwärtsbeugen ohne vermehrtes Beugen der Knie. Beim Vorbeugen mache man den Rücken so rund wie möglich, das Gesäß auf den Fersen und die Stirn vor den Knien auf dem Boden, die Hände in Rückfalthalte.

A. 8. Reine Armstellungen. Schnelle und kräftige Bewegungen mit einer kleinen Pause in jeder Stellung. Es ist zu eintönig und langweilig und daher von geringem Wert für die Schüler, das Armstrecken stets in denselben Richtungen zu üben. Der Lehrer sorge selbst für eine passende Abwechslung.

A. 9. Die tiefen Kniebeugen werden in guter Haltung und mit sicherem Gleichgewicht ausgeführt. Mit ruhigem Takt ist hier ein etwas langsamerer als „hurtiger Takt" zu verstehen. Die Übung kann — falls erforderlich — mit Stütz an der Sprossenwand oder mit gegenseitiger Handfassung eingeübt werden.

B. 1. Im Fersenwinkelsitz: Rückenstrecken mit Stütz an den Sprossen mit Helfer.[1])
(Nach Aufstellung an der Sprossenwand.) Alle Zweiten vor Nr. 1 zum Rückenstrecken in den Fersensitz — ab! Nachwippen! (oder: Arbeiten!) — übt! — halt! Wechselt — um! usw. (Nr. 2 mit Kehrtwendung in Stirnhöhe die Sprossen — faßt!) (Ohne besonderes Kommando erheben sich die Ersten und machen für die Zweiten Platz.) In den Bogenhang — ab! Helfer — klar!

2. Armbeugen aus dem Bogenhangstand mit Helfer.
Arme beugt! — streckt! usw. Die Zweiten in Grundstellung, die Ersten Sprossen in Stirnhöhe — faßt! Zum Bogenhang — ab! usw. Zur Grundstellung an der Sprossenwand — kehrt! (Handgang abwärts — geht!)

6a. Armbeugen aus der Rumpfbeuge vorwärts im Stand rücklings mit Griff an der untersten Sprosse.

B. 1. Der Übende nimmt die Ausgangsstellung ein, wie bei I. B. 1 beschrieben ist. Der Helfer steht mit geschlossenen Füßen zwischen den Armen des Übenden, legt die Hände zwischen seine Schulterblätter auf den Rücken und sucht durch gelinden Druck die nachfedernde Wirkung zu erhöhen. Übende und Helfer können ruhig leise miteinander über die Arbeit sprechen. Der Wert der Übung hängt ab
a) vom sorgfältigen Vormachen und Erklären des Lehrers,
b) von der Fähigkeit des Übenden, sich zu entspannen,
c) von des Helfers Verständnis und Tüchtigkeit.

B. 2a. Der Übende erfaßt die Sprossen in Stirnhöhe (Abstand in Sprossenwandbreite); Knie gestreckt und Zehenspitzen gebeugt. Der Helfer steht in Grätschstellung hinter dem Übenden und umfaßt lose dessen Ellbogen. Beim Armbeugen (Körperheben) halte man die Brust stets an der Sprossenwand. Armbeugen und =strecken in ruhigen Bewegungen, der Helfer zieht die Ellbogen rückwärts, damit sie gut zurückgehalten werden.

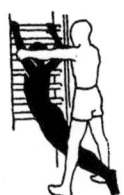
Abb. 8.

B. 6a. In der Rumpfbeuge stehen die Knaben bei gestreckten Knien mit den Fersen an der Sprossenwand. Die Hände erfassen die Sprossen

---
1) Vgl. das „Rutschen" in den „Klappschen Kriechübungen" von Hanna Lochmüller. B. G. Teubner, Leipzig u. Berlin.

II

Arme — beugt! — schlaff! — beugt! — schlaff! usw. Rumpf — streckt! Zum Stand vorlings mit 2 Schritten Abstand von der Sprossenwand — marsch!

B. 9a. Einübung des „flüchtigen Handstandes" aus der Schrittstellung.

Linken (rechten) Fuß voran, flüchtigen Handstand in freier Weise — übt! — halt!

4. Aus dem Kniestand mit Seitstellen eines Beines: Seitbeugen in S=Halte mit Nachwippen und Seitsenken mit Hüftstütz, später Scheitelhalte. (Bei der S=Halte obere Hand in Scheitelhalte.)

(In geöffneter Aufstellung.) Mit Seitstellen des linken Fußes in den Kniestand — ab! Rechte Hand in Scheitel=, linke Hand im Hüftstütz links seitwärts — beugt! — Wippen! Mit Hüftstütz (Scheitelhalte) nach rechts — senkt! Nach links — beugt! Nach rechts — senkt! Aufwärts — streckt! Dasselbe widergleich! usw. (Mit Drehung nach links in die Bauchlage — ab! Die Hände stützen unter den Schultern auf dem Boden.)

---

zunächst in Kniehöhe; nach und nach tiefer. Durch einen ruhigen Zug mit den Armen versuche man, die Stirn gegen die Knie zu bringen. Wo man nicht die genügende Anzahl Sprossen vorfindet, kann die eine Hälfte der Übenden statt 6a Kniestrecken aus dem Hockstütz mit Front nach der Mitte der Halle zu vornehmen. Wenn die Ausgangsstellungen eingenommen sind, sage man: „Kniestrecken und Armbeugen — eins!" — „zwei" usw.

B. 9a. Viele Versuche in einem Zug. Indem die Übenden sich vorwärts beugen, stützen sie die Hände leicht auf den Boden, bevor der vordere Fuß „absetzt". Die Füße müssen die Sprossenwand gleichzeitig berühren.

B. 4. In der Ausgangsstellung ist das linke (rechte) Bein gerade seitwärts gestreckt. Oberkörper senkrecht (Gesäß nicht zurückführen), die Brust gerade nach vorn gerichtet. Die Hand (Fingerspitzen) ruht leicht auf dem Scheitel. Ohne Drehen des Körpers beugen sich die Knaben weit über das gestreckte Bein hinaus. Der obere Arm wird gut zurückgehalten. Das Senken nach der entgegengesetzten Seite so weit, daß der Körper und das gestreckte Bein eine gerade Linie bilden.

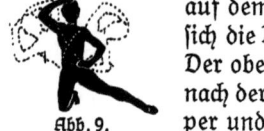
Abb. 9.

II

B. 5a + 2b. Aus der Bauchlage mit Stütz der Hände auf dem Boden: Armstrecken zum Liegestütz.
Arme — streckt! — beugt! usw. (Die Hände unter der Stirn — stützt!)

6b. Aus der Bauchlage mit den Händen unter der Stirn: Rumpfrückwärtsbeugen.
Rumpf rückwärts — beugt! — schlaff! usw.
(Über die linke Schulter zur Rückenlage — kehrt!)
B. 5a + 2b und 6b können wiederholt werden.

5b. Aus der Rückenlage: Heben der geschlossenen Knie, Kniestrecken aufwärts mit leichtem Beckenheben, langsames Beinsenken.
Knieheben — eins! Kniestrecken aufwärts — zwei! Beinsenken — drei! vier! fünf! usw. Dasselbe im Takt mit lautem Zählen bis fünf — beginnt! — halt! Mit Front vorwärts zur Grundstellung — auf!

7a. Schrittwechselgang in 2 oder 4 Stirnreihen (mit Fassen der Hände).
Im Schrittwechselgang vorwärts — marsch! Rückwärts — lauft! usw.

B. 5a + 2b. Sowohl beim Armstrecken wie -beugen wird der Körper vollständig gestreckt gehalten; Zehenspitzen gebeugt.

B. 6b. Hand auf Hand unter der Stirn. Handflächen abwärts. Die Stirn auf den Händen und der Körper so gestreckt wie möglich. Bei dem Rückwärtsbeugen, das auf den Brustteil der Wirbelsäule beschränkt werden soll und infolgedessen auch nicht so stark werden kann, behält man die Hände an der Stirn, die Ellbogen gut zurückgeführt.

B. 5b. 1. Hohes Heben der geschlossenen Knie ohne Anheben des Kreuzes. Unterschenkel waagerecht, Fußrist gestreckt.

2. Kniestrecken und Heben des Kreuzes vom Boden, daß die Füße gerade über dem Gesicht sind.

3. Ruhiges Beinsenken. Die Übung erfolgt mit lautem Zählen folgendermaßen: „Eins!", Knieheben. „Zwei!", Kniestrecken. „Drei, vier, fünf", langsames Beinsenken.

Abb. 10.

B. 7a. Folgende Form des Schrittwechsels wird empfohlen: Der linke Fuß wird eine gute Schrittlänge vorwärts gesetzt, darauf stützt der rechte mit dem Fußballen an der Seite der linken Hacke auf, und sofort geht der linke Fuß wieder vor, und so weiter

III

B. 7b. Gang seitwärts.
(Nach dem Vorwärtsgang halt mit einer Vierteldrehung.) Gang links (rechts) seitwärts — marsch! — halt!
7c. Hopsaschritt.
Achtung Hopsaschritt — übt! — halt!

III.

A. 1. Abzählen zu Zweien während des Marsches, Aufmarsch und Ausrücken wie in den vorhergehenden Arbeitsplänen.
2. Wechselhüpfen zwischen Grätsch- und Grundstellung mit Armschwingen seitwärts, später Armschwingen seitwärts-aufwärts mit Handklapp über dem Kopf.
Hupf zwischen Grätsch- und Grundstellung mit Armschwingen seitwärts(-aufwärts mit Klapp) im Takt — übt! — halt! (Mit Kreuzhalte der Arme in die Seitgrätschstellung — springt!)

wechselweise mit dem rechten und linken Fuß. Einübung nach Zählen. Läßt man die Übung im Takt ausführen, so gehen die ersten beiden Zeiten auf den Zehen, die dritte auf der ganzen Sohle vor sich. Ein Schrittwechsel wird in derselben Zeit ausgeführt wie ein gewöhnlicher Schritt.
B. 7b. Fersenheben beim ersten und Fersensenken beim letzten Schritt. „Halt!" fällt bei geschlossenen Füßen.
B. 7c. Auf das Kommando: „Achtung, Hopsaschritt — übt!" geht der linke Fuß einen Schritt vorwärts, das rechte Bein wird mit leichtem Beugen im Knie vorgeschwungen, wobei gleichzeitig ein Hupf auf dem linken Fuß ausgeführt wird. Im Anfang erwähne man nichts vom Armschwung, aber später lehre man die Knaben, die Arme gerade vor- (fast bis zur Vorhalte) und gerade zurückzuschwingen mit freien und ranken Bewegungen. Der linke Armschwung vor, wenn das rechte Knie gehoben wird.

A. 1. Das soll heißen, daß die Knaben das Abzählen ruhig und im Takt des Gehens vornehmen, so daß „eins" auf den linken und „zwei" auf den rechten Fuß fällt. Das Abzählen klingt also wie das Taktzählen des Lehrers: „eins!" „zwei!" usw.
A. 2. Beim Hüpfen mit Armschwingen seitwärts-aufwärts nehme man den Takt so schnell, daß die Knaben dabei noch Zeit haben, die Arme gestreckt und weit zurückzuschwingen. „Halt" fällt bei geschlossenen Füßen.

A. 3. Armschwingen zwischen Kreuz- und Flughalte.
Armschwingen schräg seitwärts-aufwärts — übt! — halt! —
4. Aus der Seitgrätschstellung: Rumpfbeugen vorwärts mit Erfassen der Fußgelenke.
Mit Erfassen der Fußgelenke vorwärts — beugt! Nachwippen! Körper streckt! usw. (Mit einem Hupf in den Hockstütz — ab!)
A 3 und 4 können wiederholt werden.
5. Aus dem Hockstütz: Sprung in den Liegestütz vorlings und zurück; später mit lautem Zählen bis 6.
Sprung in den Liegestütz vorlings — eins! — zwei! usw. Dasselbe mit lautem Zählen bis 6 — beginnt! (Zur Grundstellung — auf!).
6. Armschwingen zwischen Vor- und Seithalte durch die Tiefhalte, „Pendelschwung", später mit gleichzeitigem Seitschreiten.
Arme vorwärts — hebt! Armschwingen abwärts-seitwärts — eins! Abwärts-vorwärts — zwei! usw. Im Takt — übt! — halt! Oder: Pendelschwung (und Seitschreiten links und rechts) im Takt — übt! — halt! (Linken Fuß seitwärts — stellt!)
A. 5 und 6 können wiederholt werden.

A. 3. Die Übung wird rhythmisch vorgenommen und wechselt auf ein besonderes Kommando mit A 4.
a) Wie bei I. A. 5c.
b) Viele Armschwünge im Takt.
c) Eine bestimmte Anzahl Armschwünge im Takt (z. B. 4) und dazu in der entsprechenden Anzahl federndes Rumpfvorbeugen in der Grätschstellung mit Erfassen der Fußgelenke.
A. 4. Gestreckte Knie, Fassung der Fußgelenke. Die federnde Bewegung wird erhöht durch den Zug der Arme.
A. 5. Ein Rückspringen in den freien Liegestütz wird angestrebt. Um ein hohles Kreuz zu vermeiden, übt man das Rückspringen im Anfang noch etwas mäßiger. Leichte Bewegungen in natürlichem Takt.
A. 6. Die Arme schwingen entspannt und mit lose geschlossenen Händen vorwärts-abwärts-seitwärts dicht an den Oberschenkeln vorbei (streifend) ohne Heben der Schultern. „Halt!" fällt beim Seitwärtsschwung der Arme. Wenn diese Armschwünge gelernt sind, fügt man das Seitschreiten hinzu, so daß bei jedem Seitschwingen der Arme der Fuß entweder zur Seite oder zurückgestellt wird. Der Pendelschwung beginnt stets mit einem Armschwingen vorwärts.

III

A. 7. Aus der Seitgrätschstellung mit S=Halte: Seitbeugen mit Nachfedern.
Die rechte Hand in der Scheitelhalte, die linke in Hüftstütz Seit=
beugen links — beugt! Nachfedern! Nach rechts — beugt! usw. (Mit Nackenhalte Körper — streckt!)

8. Aus der Seitgrätschstellung mit Nackenhalte: Federndes Rumpfbeugen vorwärts und Strecken zum Winkelstand.
Vorwärts — beugt! Wippen! Zum Winkelstand — streckt! — beugt! — streckt! usw. (Mit Hüftstütz aufwärts — streckt!)

**9. Aus der Seitgrätschstellung mit Hüftstütz: Einseitiges Knie=
beugen mit „Abschnellen" im Takt.**
Abschnellen aus dem Ausfall links — übt! Dasselbe rechts — übt! In die Grundstellung — springt!

B. 1. Im Grätschwinkelhangstand (Füße auf der 2. Sprosse): Wippen mit Helfer.
(Nach der Aufstellung an der Sprossenwand.) Die Ersten zum Grätschwinkelhangstand, Hände in Brusthöhe auf die 2. Sprosse — auf! Gesäß weit zurück! Nr. 2 — stützt! Wippen — beginnt! Wechselt — um! usw. (Wechselt — um!)

A. 7. Der Wechsel von Seite zu Seite auf besonderes Kommando oder nach wiederholtem Seitbeugen in einer bestimmten Anzahl (z. B. 4). Der Wechsel der Arme erfolgt in freier Weise oder so, daß die Arme vom Hüftstütz durch die Seithalte zur Scheitelhalte schwingen. (Siehe im übrigen I. B. 4b).

A. 8. Vgl. I. B. 6. Die nachfedernden Bewegungen werden nach und nach so groß, daß nach jeder Beugung der flüchtige Winkelstand (Senkhalte) erreicht wird.

A. 9. Das einseitige leichte Kniebeugen geschieht ohne Fersenheben. Das Strecken des Hüft=, Knie= und Fußgelenks sei so kräftig, daß der Fuß einen Augenblick vom Boden abschnellt. Der Abstand zwischen den Füßen soll während des Abschnellens nicht kleiner werden.

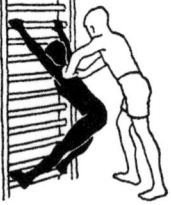

B. 1. Die Ausgangsstellung wird ganz frei eingenommen. Der Übende erfaßt die Sprossen in Brusthöhe und stellt sich

Abb. 11. Abb. 12.

III

B. 2a. Aus dem Grätſchwinkelhangſtand: Armbeugen mit Helfer.
Arme — beugt! — ſtreckt! uſw. Wechſelt — um! uſw. (Zum Ab=
ſtand für den Handſtand — klar!)

9a. Handſtand aus dem Stand nach Zählen.
In den Handſtand — eins! — zwei! Zum Stand — auf! uſw.
(In die Rückenlage mit Fußſtütz an der 1. oder 2. Sproſſe — ab!)

5. Aus der Rückenlage mit Fußſtütz: Rumpfvorbeugen und dann aus dem Sitz mit leichtgebeugten Knien Rückenſtrecken und Rumpfſenken rückwärts.
Mit Erfaſſen der Sproſſen und Beugen der Knie Rumpf vorwärts
— beugt! Nachwippen! Rückenſtrecken und rückwärts —ſenkt! Das=
ſelbe — beugt! — ſenkt! uſw. (In den Streckſitz mit den Füßen an der
Sproſſenwand — auf!)

---

mit gegrätſchten Beinen auf die erſte oder zweite Sproſſe (Geſäß
weit zurück, Hüftgelenk in rechtem Winkel). Arme, Beine und Rumpf
ſind geſtreckt, das Kinn angezogen. Der Helfer ſtützt dementſprechend.
Nachfedern und Entſpannen ſiehe II. B. 1.

B. 2a. Ausgangsſtellung ſiehe B. 1. Der Übende hebt den Körper
ſo viel, daß der Kopf (bei angezogenem Kinn) die Sproſſe unter den
Händen berührt. Dies erfordert, daß der Übende ſich
bei der ganzen Übung bemüht, die Bruſt — nicht
den Kopf — (gegen die nächſtunteren Sproſſen)
niederzudrücken. Die Ellbogen anheben. Falls er=
forderlich, ſorge der Helfer für gute Ausführung
durch Druck auf den Rücken des Übenden, durch
Anheben der Ellbogen oder durch Anſagen der
Fehler (z. B. der Kopfhaltung).

Abb. 13.

A. 9a. Auf „eins!" werden die Arme in die Vorhalte
geführt (Handflächen abwärts), und Aufzehen vorwärts mit dem einen
Fuß; auf „zwei!" wird der Handſtand eingenommen. Die Knaben
ſollen ſich ſo hoch wie möglich ſtrecken. Im übrigen wird die Übung
leicht und friſch ausgeführt.

B. 5. Füße getrennt. Die Übenden beugen ſich ſchnell vorwärts=
abwärts und erfaſſen eine der unterſten Sproſſen, wobei die Knie
gleichzeitig leicht (halb) gebeugt werden, und verſuchen durch kleine,
wippende Bewegungen und Zug an den Sproſſen, den Boden mit der
Stirn zu erreichen. Rumpfſtrecken und =ſenken rückwärts mit Knie=

III

**B. 4. Einübung des Seitliegestützes aus dem Strecksitz mit Fuß=
stütz, später mit Armführen seitwärts=aufwärts im Seitliegestütz.**
In den Seitliegestütz links — eins! — zwei! Nach rechts — drei!
— vier! usw. Später: Mit Armführen seitwärts=aufwärts in den
Seitliegestütz links — eins! — zwei! usw.
(Mit Fußstütze unter der niedrigsten Sprosse mit aufwärtsgestreckten
Armen in die Bauchlage — ab!)
6a. Aus der Bauchlage mit Fußstütz: Handschlag auf den Boden.
Arme — hebt! Schlag auf den Boden — jetzt! — jetzt! Aus=
ruhen! usw.
(In die Seitgrätschstellung mit Front nach der Sprossenwand — auf!)
6b. Beinheben in den Streckstur3hang.
Rumpfbeugen vorwärts mit Rückführen der Arme gegen die
Sprossenwand — beugt! Hände — fest! Beine aufwärts — hebt! —
senkt! usw. Zur Grundstellung — ab! (Sprossen in Brusthöhe — faßt!)
strecken soll natürlich und ruhig vor sich gehen (den Nacken zuerst am
Boden aufsetzen und abheben). Die Bewegung wird am besten auf
folgende Weise eingeübt: 1. Wechsel zwischen Rumpfbeugen vor=
wärts mit Griff an der Sprosse und sitzender Stellung (mit gestrecktem
Rücken und beides mit gebeugten Knien), damit die Übenden es
lernen, Rücken und Hals zu strecken. Die Arme ruhen entspannt an der
Seite des Körpers. 2. Wechsel zwischen Rumpfbeugen vorwärts und
Rückenlage, aber mit Anhalten im Sitz (zur Kontrolle der Rückenarbeit.)
B. 4. Auf „eins!" stützt die eine Hand auf dem Boden gerade hinter
dem Rücken auf mit den Fingern nach der gegenüberliegenden Wand
zu, und der Seitliegestütz wird eingenommen. Die Füße aufeinander.
Der Körper gestreckt und im rechten Winkel zur Sprossenwand. Auf
„zwei!" zurück zur Ausgangsstellung usw. Die Armführung sei ruhig,
und man lege Gewicht darauf, daß die Knaben im Takt mitfolgen.

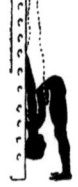
Abb. 14.

B. 6a. Handflächen auf dem Boden. Es empfiehlt sich, zu=
nächst ein ruhiges, kräftiges Rückwärtsführen der gestreckten
und parallelen Arme einzuüben. Beim Schlag auf den Boden
bleibt der Rücken aufwärts gestreckt. Einige Versuche mit einer
kurzen Pause zur Kritik nach jedem Schlag.
B. 6b. Beim Vorwärtsbeugen (Kopf zur 3. oder 2. Sprosse)
lehnen sich die Übenden gegen die Sprossenwand, die Hände
erfassen die Sprossenwand etwas über Schulterbreite. Die
Arme sind gestreckt. Ruhiges Beinheben und =senken.

III

B. 8a. Aus dem Stand vorlings mit Stütz in Brusthöhe: Hupf auf der Stelle mit federndem Niedersprung.
Hupf auf der Stelle mit federndem Niedersprung — übt! — halt! Hände — ab!
B. 6b und 8a können wiederholt werden.

7a. Gang mit schnellem Knieheben in Stirnreihen.
(Aufstellung in einer oder mehreren Stirnreihen). In Handfassung miteinander im hurtigen Kniehebegang — marsch! Zur alten Aufstellung — lauft! usw.

7b. Gang mit Fußstrecken.
(Aus dem gewöhnlichen Gang.) Gang mit Fußstrecken — übt! usw.

7c. Seitlaufen paarweise.
(Nach Halt mit einer Vierteldrehung) Hüften und Hände — faßt! Seitlaufen nach links (rechts) — lauft! — halt!

B. 8a. Die Hände liegen lose auf der Sprosse, vollständiges Körperstrecken beim Hochspringen, tiefer und weicher Niedersprung. Man schiebe kurze Pausen zur Kritik und zum Vorzeigen durch besonders tüchtige Knaben ein. Es fördert die Arbeit und erfreut gleichzeitig die Übenden, wenn der Lehrer ab und zu die beiden Reihen oder Nr. 1 und Nr. 2 abwechselnd mit den Übungen arbeiten läßt. (Wer ist der Tüchtigste?)

B. 7a. Zuerst lehre man das Knieheben auf der Stelle (Stirnreihen mit Handfassung). „Linkes Knie — hebt!" Unterschenkel senkrecht, Fußrist gestreckt. — „Senkt!" „Dasselbe rechts — eins!" — „zwei!" usw. Darauf weise man auf den schnellen Wechsel und die kurzen Schritte hin. „Linkes Knie — hebt!" „Wechselt — um!" Der linke Fuß macht einen sehr kurzen Schritt vorwärts, und das rechte Knie wird gehoben usw. Der Wechsel darf jedoch nicht so schnell werden, daß er zu einem Hupf wird. Der Kniehebegang in seiner fertigen Form zeige einen lebhaften Takt. Auf den Befehl: „Zur Ausgangsstellung — lauft!" drehen sich die Knaben um und laufen leicht und hurtig zurück und stellen sich wieder bereit in Stirnreihen.

B. 7b. Beim Gang mit Fußstrecken werden die Fußriste gestreckt und der Fußballen berührt zuerst den Boden. Der Takt ist etwas langsamer als beim gewöhnlichen Gang.

B. 7c. Die Übung erfordert ein besonders starkes Augenmerk auf die Reihenordnung.

IV.

A. 1. Abzählen wie in dem vorhergehenden Arbeitsplan und sofortiger Aufmarsch zur geöffneten Aufstellung.
Zur geöffneten Aufstellung — marsch! (Hüften — fest!)

2. Hupf mit wechselweisem Seitschwingen der Beine und Zwischenhupf mit Hüftstütz.
Hupf auf der Stelle mit (wechselweisem) Beinschwingen seitwärts und Zwischenhupf — übt! — halt! (LinkenFuß seitwärts stellen — stellt! Mit Armführen rückwärts in den Winkelstand vorwärts — senkt!)

3. Aus dem Grätschwinkelstand mit rückwärts gestreckten Armen: Armschwingen vorwärts=aufwärts.
Armschwingen vorwärts=aufwärts — übt!

4. Aus der Grätschstellung: federndes Rumpfdrehbeugen mit leichtem Schlag auf den Boden wechselweise vor dem linken und rechten Fuß.
Mit leichtem Schlag auf den Boden Drehbeugen über dem linken Fuß — beugt! Rumpfkreisen rückwärts zum rechten Fuß — jetzt! usw.
Mit einem Hupf in die Grundstellung — springt!
A. 3 und 4 können wiederholt werden.

5. Armstrecken in 3 Richtungen.
Armstrecken — — — im Takt — übt! — halt!
(Mit Seitstellen des rechten Fußes die Arme zur Schlaghalte beugen — übt!)

A. 2. Die Beine schwingen gestreckt und gerade seitwärts. Dabei bleibt die Körperhaltung aufrecht mit vorwärts gerichteter Brust. Die Zwischenhupfe leicht und an derselben Stelle.

A. 3. Viele Armschwünge ohne Anhalten. Man lege besonders Gewicht auf gründliche Ausführung des Armschwunges vorwärts=aufwärts. Die Wirkung der Übung wird noch erhöht, indem die Übenden im letzten Teil des Armschwunges aufwärts eine kleine Gegenbewegung mit dem Körper machen. Entspannte Arme, leichtgeballte Fäuste, langen und gestreckten Rücken.

A. 4. Der leichte Schlag auf den Boden, der möglichst weit und schräg vor dem Fuß ausgeführt wird, gibt den Takt bei den federnden Bewegungen an. Der Wechsel von Seite zu Seite geht durch kräftiges und natürliches Rumpfkreisen rückwärts vor sich.

A. 5. Vgl. II. A. 8.

IV

A. 6. Aus der Seitgrätschstellung mit Schlaghalte: Rumpfdrehen und Kopfdrehen mit einseitigem Armschlag seitwärts von Seite zu Seite.
Rumpfdrehen nach links und rechts mit Armschlag seitwärts — übt! — halt!
(Mit einem Hupf links um in den Strecksitz — ab!)

7. Aus dem Strecksitz: Rumpfbeugen vorwärts mit Erfassen der Füße und Rumpfstrecken mit Auswärtsdrehen der Arme.
Mit Erfassen der Füße Rumpf vorwärts — beugt! Mit Armdrehen auswärts Rumpfstrecken — streckt! — beugt! — streckt! usw.

8. Aus dem Vorbeugen im Strecksitz: Rumpfstrecken mit Armdrehen seitwärts und Rumpfsenken rückwärts zur Rückenlage mit Seithalte der Arme.
Mit Armführen seitwärts Rumpfstrecken und -senken rückwärts — senkt! Vorwärts — beugt! usw.

9. Aus dem Vorbeugen im Strecksitz: Strecken zum Seitliegestütz mit Armführen seitwärts-aufwärts.
Mit Armführen seitwärts-aufwärts zum Seitliegestütz auf der rechten Hand — streckt! Vorwärts-abwärts — beugt! Dasselbe widergleich, usw.
(Mit Front nach vorn in die Grundstellung — auf! Hüften — fest!)
A. 7, 8, 9 können wiederholt werden.

A. 6. Das Rumpfdrehen erfolgt ohne Anhalten von Seite zu Seite. Die Arme schwingen dabei in Schulterhöhe. (Im übrigen siehe II. A. 5.)

A. 7. Siehe I. A. 5.

A. 8. Anfangs halte man zunächst einen Augenblick im Strecksitz, Kinn angezogen und Rücken gestreckt, die Hände ruhen leicht auf dem Boden. Beim Senken rückwärts (den Nacken zuerst auf den Boden) gleiten die Arme auswärts zur Seithalte. Auf den nächsten Befehl beugen sich die Übenden schnell vorwärts und umfassen die Füße usw.

A. 9. Siehe III. B. 4.

A. 7, 8 und 9 können, wenn die Übungen gelernt sind, praktisch auf folgende Weise zusammengekettet werden: „Vorwärts — beugt!" „Rückwärts — senkt!" „Vorwärts — beugt!" „Zum Seitliegestütz auf der rechten Hand — streckt!" „— beugt!" „— senkt!" „— beugt!" „Zum Seitliegestütz auf der linken Hand — streckt!" „— beugt!" „— senkt!" „— beugt!" usw.

IV

A. 10. Hupf auf der Stelle mit Hüftstütz und Beinführen im Bogen mit 4 Zwischenhupfen, später mit einseitigem Armführen zum Scheitel.

Hüpfen mit Beinführen im Bogen und 4 Zwischenhupfe — übt! — halt! Hände — ab! Später: Hupf mit Beinführen im Bogen und 4 Zwischenhupfe und Armführen zum Scheitel — übt! — halt!

B. 1. Aus der Rückenlage mit Handstütz: Brustheben mit Helfer; später halbpassiv.

(Nach Aufstellung an der Sprossenwand.)

Alle Ersten zur Rückenlage mit dem Kopf gegen die Sprossen und Griff an der Sprossenwand so hoch wie möglich — ab! Helfer — klar! Brustheben — übt! — halt! usw. Wechselt — um! usw. (Mit Front gegen die Sprossenwand zur Grundstellung — auf! Zum Beugehang(=stand) die Ersten an der obersten Sprosse, die Zweiten in Stirnhöhe — faßt!

A. 10. Bei den vier leichten Zwischenhupfen auf dem rechten Fuß führt man das linke Bein in einem großen Bogen vorwärts=seitwärts=rückwärts und hinter den rechten Fuß, darauf, ohne anzuhalten, vier Zwischenhupfe auf dem linken Fuß und Beinführen mit dem rechten usw. Später Armführen zur Scheitelhalte und zurück folgendermaßen: Linkes Bein im Bogen, rechter Arm seitwärts=aufwärts (zum Scheitel). Rechtes Bein im Bogen, linker Arm seitwärts=aufwärts. Linkes Bein im Bogen, rechter Arm seitwärts=abwärts (zum Hüftstütz). Rechtes Bein im Bogen, linker Arm seitwärts=abwärts usw.

B. 1. Passiv: Der Übende erfaßt die Sprossenwand in schulterbreitem Abstand. Die Arme gestreckt. Der Helfer steht in Seitgrätschstellung über dem Übenden und legt die Hände etwas unterhalb des Halses unter dessen Brust. Durch wiederholten, gelinden, aber etwas

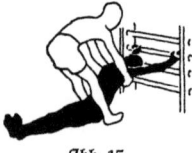

Abb. 15.

„zähen" Zug nach vorn aufwärts versuche der Helfer, den Übenden in die höchstmögliche Stellung zu bringen. Genau so wie bei den bisher angewandten Formen passiver Spannbeugen ist die Wirkung der Übung abhängig von der Fähigkeit des Übenden, sich zu entspannen.

IV

B. 2a. Aus dem Beugehangstand gegen die Sprossenwand: Rückwärts=Aufwärtsheben der Füße.
Füße — hebt! — stützt! usw. (Zum Tiefsprung — klar!)

8a. Aus dem Streckhang (an der obersten Sprosse): Tiefsprung.
Tiefsprung — übt! Klar zum Sprung! usw. (Nr. 1 zum Handstand gegen die Sprossen in den Hockstütz — ab! Alle Zweiten — stützt!)

9a. Aus dem Hockstütz: zum Handstand mit gleichzeitigem Abdruck beider Beine, mit Helfer.
Handstand — übt! — halt! Wechselt — um! usw. (Mit Front nach dem rechten Flügel Fußstütz des näheren Fußes auf der 4. Sprosse — stützt! Scheitel — faßt!)

Halbpassiv: Es wird weiter mit der Übung gearbeitet, wie oben beschrieben, aber mit der Hinzufügung, daß der Helfer auf den Befehl: „Los!" den Übenden in der höchstmöglichen Stellung langsam losläßt. Diese Stellung sucht der Übende selbst beizubehalten bis „senkt!" kommandiert wird.

B. 2a. Um so gut wie möglich Platz zu schaffen, nehmen die Ersten und Zweiten den Beugehangstand in verschiedener Höhe ein. Sowohl in der Ausgangsstellung als auch beim Fußheben rückwärts sind die Ellbogen gut zurückzuführen und im Ellbogengelenk rechtwinklig gebeugt. Kein Schulterheben! Der Lehrer achte darauf, daß die Übenden die Brust nicht fest gegen die Sprossen pressen.

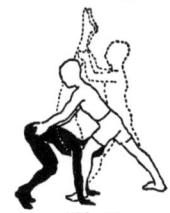
Abb. 16.

B. 8a. Der Streckhang wird an der obersten Sprosse eingenommen, die Beine schwingen gestreckt vorwärts, darauf ein kräftiger Abdruck mit Schultern und Nacken, Armschwingen vorwärts=abwärts und weicher Niedersprung durch den Hockstütz.

B. 9a. Die Knaben sollen jetzt den Handstand mit beidbeinigem Abdruck lernen. Die Schwierigkeit besteht nur darin den Körper in die senkrechte Stellung zu bringen, bevor die Beinführung beginnt. Die Aufgabe des Helfers ist also: 1. Mit dem einen Bein den Übenden zu stützen, daß er nicht auf die Nase fällt. 2. Durch gelinden Zug an den Hüften dem Übenden durch den Handwinkelstand (Rumpf senkrecht, Beine waagerecht) in den Handstand zu verhelfen.

Abb. 17.

IV

B. 4. Aus der Seitgrätschstellung mit Scheitelhalte und einseitigem Fußstütz: Seitbeugen mit Nachfedern gegen die Sprossenwand und Seitsenken von den Sprossen; später Nr. 1 und 2 entgegengesetzt mit lautem Zählen bis 4.
Seitbeugen gegen die Sprossenwand — übt! Nachfedern! Von den Sprossen — senkt! usw. Aufwärts — streckt! Mit Armstrecken abwärts alles — kehrt! usw. Aufwärts — streckt! Später: Alle Nr. 1 Seitbeugen, Nr. 2 Seitsenken mit lautem Zählen bis vier — übt! — halt! usw. Alles Richtung, Rücken gegen die Sprossenwand und Sprossen in Reichhöhe — faßt!)

5. Aus dem Streckhang: einseitiges und geschlossenes Kniehaben; später mit lautem Zählen bis 10.
Kniehaben links, rechts und beide im Takt — übt! — halt! Später: Kniehaben links, rechts und beide mit lautem Zählen bis 10 — übt! (Nr. 1 in den Strecksitz mit den Füßen gegen die Sprossenwand, Nr. 2 hinter Nr. 1 in Rückenlage — ab! Stützt!)

6. Aus dem Strecksitz mit Fuß- und Nackenstütz: Rumpfstrecken mit Armführen vorwärts-aufwärts, Helfer.
Rumpfstrecken mit Armführen vorwärts-aufwärts — eins! — zwei! usw. Wechselt — um! Stützt! usw. Rücken gegen die Sprossenwand — auf!

9b. Radschlagen in Längsrichtung der Halle.

B. 4. Vgl. II. B. 4.
B. 5. Auf „eins!" und „zwei!" hohes Kniehaben links. „Drei!" und „vier!" dasselbe rechts. Auf „fünf!" und „sechs!" geschlossenes Heben beider Knie. Später wird die Übung mit lautem Zählen bis zehn so vorgenommen, daß die Übenden bei 6, 7, 8 und 9 in der Stellung mit angehobenen Knien verharren. Beinsenken auf „zehn!"
B. 6. In der Ausgangsstellung hat der Übende den Körper etwas zurückgesenkt, die Knie angezogen. Der Helfer stützt mit beiden Händen (Handflächen) anfangs am Hals, später am Nacken des Übenden; seine Arme sind senkrecht und gestreckt. Während des ruhigen Körperstreckens führt der Übende die Arme vorwärts-aufwärts.

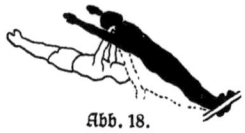
Abb. 18.

B. 9b. Aufstellung: Eine Flankenreihe an jeder Seitenwand. Auf den Befehl: „Mit der Front nach der Tür, den Fenstern oder ähnl.,

V

B. 7a. Gang mit Knieheben und festem Schritt.
(Bei gewöhnlichem Gang) Gang mit Knieheben und festem Schritt — marsch! Gewöhnlicher Gang — marsch!
7b. Dauerlauf auf den Zehen.
Laufschritt — lauft! Gewöhnlicher Gang — marsch!

V.

A. 1. Wie in dem vorigen Arbeitsplan.
2. Hupf auf der Stelle mit einzelnem Knieheben und Zwischenhupf und entgegengesetztem einzelnen Armschwung (vorwärts).
Hupf mit Knieheben links und rechts im Wechsel — übt! (Linken Fuß seitwärts stellen und mit entspannten Armen in den Winkelstand — senkt!)

---

die vier ersten — vor!" treten zwei Mann von jeder Reihe vor und stellen sich in passendem gegenseitigen Abstand auf eine Reihe quer in der Halle mit Front nach der angegebenen Richtung auf. Auf ein Flötensignal oder den Befehl „Jetzt!" nehmen sie durch einen Hupf Seitgrätschstellung mit Seithalte, später mit Hochhalte ein. Auf das nächste Flötensignal hin schlagen die vier ein Rad und die vier nächsten treten vor. Auf einen dritten Pfiff schlagen die vier ersten wieder ein Rad, während die nächsten vier in die Seitgrätschstellung springen usw. Wenn die Abteilungen nach und nach das entgegengesetzte Ende der Halle erreichen, gehen sie ohne ein besonderes Kommando frei an den Seitenwänden entlang zurück, ohne die Übenden zu behindern. Das nächste Mal erfolgt das Radschlagen in entgegengesetzter Frontrichtung. Damit die Knaben bequem die gerade Seitrichtung beim Radschlagen innehalten können und stets den richtigen Abstand halten, können sie „Rad schlagen" auf einem Kreidestrich in Längsrichtung der Halle.

B 7a. Das Knieheben zum rechten Winkel und Kniestrecken beim Beinsenken geschieht in einer natürlichen Bewegung; festes Auftreten der Füße. Was die Armbewegung angeht, siehe II. B. 7c. Langsamer Takt. Gute Haltung.

A. 2. Wie II. B. 7c. Hier soll die Übung nur auf der Stelle und mit rechtwinkliger Beugung des Hüft- und Kniegelenks vor sich gehen, Rist gestreckt.

V

A. 3. Aus dem Grätſchwinkelſtand: Armſchwingen ſeitwärts.
Armſchwingen ſeitwärts — übt! (Rumpfbeugen vorwärts mit Er=
faſſen der Fußgelenke — beugt!)
4. Aus der Grätſchſtellung: federndes Rumpfwippen mit Griff um die Fußgelenke und anſchließend Rolle vorwärts.
Wippen! Füße weit auseinander — grätſcht! (Durch einen Purzel=
baum in den Hockſitz — ab!)
A. 3 und 4 können wiederholt werden.
5. Aus dem Hockſitz (Sitz mit gebeugten Knien) Armſtrecken ſeitwärts, Armſchwingen abwärts=aufwärts=abwärts.
Arme — beugt! Arme ſeitwärts — ſtreckt! Armſchwingen abwärts
=aufwärts=abwärts — übt! Dasſelbe: Armbeugen — eins! Arm=
ſtrecken ſeitwärts — zwei! Armſchwingen ab=auf=ab — drei! im
Takt — übt! — halt!
6. Aus dem Hockſitz: Kopfdrehen mit einſeitigem Armführen ſeitwärts und Nackenhalte.
Kopfdrehen mit Nackenhalte und Armheben links ſeitwärts —
eins! — zwei! Dasſelbe nach rechts — drei! — vier! Später: Kopf=
drehen mit Nackenfaſſung und Armheben links ſeitwärts — eins!
nach rechts — zwei! uſw. Mit Kopfdrehen nach vorn, Arme — ab!
Auf zur Grundſtellung — ſpringt!

A. 3. In der Ausgangsſtellung hängen die Arme bei geſtrecktem Rücken ſchlaff herunter. Der Armſchwung erinnert etwas an das „Schlagen der Hände (bei Kälte!)", aber hier ſoll ſich die Aufmerkſam=
keit um das gründliche Seitſchwingen der Arme, rechtwinklig zur Körperachſe ſammeln. Die Übung kann mit A. 4. abwechſeln.
A. 4. Dgl. III. A. 4. Nach dem letzten Beugen verſuchen die Kna=
ben, den Boden mit der Stirn zu berühren, indem ſie einfach den Ab=
ſtand der Füße vergrößern. Nach kurzem Verharren in dieſer Stellung, ſchließt ſich eine Rolle vorwärts als Übergang zur nächſten Übung an.
A. 5. Im Sitz mit gebeugten Knien ſollen Rücken und Hals ge=
ſtreckt ſein. Der Armſchwung aus der Seithalte „abwärts=aufwärts=
abwärts" wird mit geſtreckten Armen ausgeführt. Der Takt kann unter=
ſtützt werden durch leichten Schlag auf den Boden und Handklapp über dem Kopf und durch Zählen: „eins! zwei! ab! auf! ab!"
A. 6. Auf „eins!" dreht ſich der Kopf nach links, die rechte Hand wird auf dem kürzeſten Wege zur Nackenhalte geführt und der linke

A. 7. Hupf auf der Stelle zwischen Grätsch- und Grundstellung und Zwischenhupf mit geschlossenen Füßen mit Armschwingen seitwärts, Armbeugen und -strecken abwärts; später Armschwingen seitwärts, Armbeugen, Armstrecken aufwärts, Armschwingen seitwärts, Armbeugen und Armstrecken abwärts.

Hüpfen zwischen Grätsch- und Grundstellung und Zwischenhupf mit Armschwingen seitwärts, Armbeugen und -abwärtsstrecken im Takt — übt! — halt! (Nr. 1 und 2 in den Fersensitz voreinander — ab!)

8. und 9. Aus dem Fersensitz (später Kniestand): paarweises Rumpfbeugen rückwärts im Wechsel mit Rumpfsenken vorwärts mit Helfer.

Nr. 1 rückwärts — beugt! Nr. 2 vorwärts — senkt! Nr. 2 — beugt! Nr. 1 — senkt! Nr. 1 — beugt! usw. Aufwärts — streckt! (Nr. 1 mit Kehrtwendung in die Rückenlage mit Nackenhalte — ab! Nr. 2 stützt! Die Beine zur Senkrechten hebt!)

10. Aus der Rückenwinkellage mit Nackenhalte: Rumpfdrehen mit Beinführen seitwärts, Helfer.

Beinführen nach links — eins! sofort nach rechts — zwei! usw. (in die weite Grätschstellung voreinander mit Erfassen beider Hände — auf!)

Arm gestreckt seitwärts gehoben. Auf „zwei!" wieder zurück zur Ausgangsstellung, „drei!" „vier!" dasselbe nach rechts. Der unmittelbare Wechsel von Seite zu Seite erfolgt ohne Anhalten in der Ausgangsstellung.

A. 7. Im Anfang übt man Arm- und Beinbewegung jede für sich. Die Armbewegung wird auf Zählen ausgeführt; wenn dieselbe Bewegung im Takt vorgenommen wird, kann an Stelle des Zahlworts „seit! beugt! ab!" gebraucht werden. Später: „seitw.! beugt! aufw.! seitw.! beugt! abw.!" usw.

A. 8 und 9. Sowohl beim Beugen als beim Erheben stützt der Helfer den Übenden mit einer Hand auf jedem Knie. Das Rückwärtsbeugen wird mit der Zeit so ausgiebig, daß die Übenden den Boden mit dem Nacken erreichen. Beim Senken vorwärts behalten die Übenden das Gesäß auf den Fersen und strecken die Hände in Schulterbreite soweit wie möglich vor. Über die Arbeit des Helfers siehe II. B. 1.

A. 10. Die Beine sollen beim Senken und Heben geschlossen und gestreckt sein und sich rechtwinklig zur Körperachse bewegen. Der Helfer (im Kniestand) hält die Ellbogen des Übenden am Boden fest.

V

A. 11. Aus der weiten Grätschstellung paarweise: einseitiges tiefes Kniebeugen.

Linkes Bein tief — beugt! — streckt! Rechts — beugt! — streckt! usw. Später: Linkes Knie — beugt! rechts — beugt! usw. Knie — streckt! Mit einem Hupf in die Grundstellung — springt!

B. 1a. Aus dem Grätschwinkelstand mit Handstütz an der Sprossenwand: Wippen mit Helfer und aus der Grätschstellung mit Erfassen beider Fußgelenke: Vorbeugen mit Nachfedern.

(Nach Aufstellung an der Sprossenwand.) Nr. 2 tritt vor Nr. 1 in den Grätschwinkelstand gegen die Sprossenwand — geht! Wippen! Mit Erfassen der Fußgelenke vorwärts — beugt! In den Winkelstand — streckt! Abwärts — beugt! usw. Wechselt — um! usw. (Zum Handstand — klar!)

9a. Handstand mit gleichzeitigem Abdruck der Füße.

Zum Handstand mit gleichzeitigem Abdruck der Füße — auf! — ab! (In die Rückenlage mit dem Kopf an der Sprossenwand und Griff an den Sprossen in Reichhöhe — ab!)

1b. Aus der Rückenlage (später: mit gebeugten Knien) mit Handstütz in Reichhöhe: Brustheben.

Brustheben — eins! — zwei! usw. (Zur Grundstellung an die Sprossenwand und Nr. 1 erfaßt die Sprossen in Reichhöhe — auf!)

A. 11. Das Kniebeugen so tief wie möglich, dabei das andere Bein gestreckt; Oberkörper senkrecht und die Brust nach vorn gerichtet. Doppel- (im Anfang) oder Einzelhandfassung. Der Wechsel von Seite zu Seite geht stets durch die Seitgrätschstellung vor sich.

B. 1a. Der Übende steht im Grätschwinkelstand, die Beine senkrecht. Die Hände stützen in Hüfthöhe und in schulterbreitem Abstand an der Sprossenwand. Vgl. II. B. 1. Gegenüber siehe III. A. 4.

B. 9a. Über die Einübung mit Helfer siehe IV. B. 9a. Nun arbeiten die Knaben ohne Helfer in freier Weise aus dem Stand oder — wenn notwendig — aus der Hockstellung.

B. 1b. Die Ausgangsstellung wie IV. B. 1. In der Rückenlage mit gebeugten Knien beugt man dieselben nur soviel, daß die ganzen Fußsohlen auf dem Boden bleiben; die Füße etwas auseinander und die Knie geschlossen.

B. 5a. Aus dem Hangstand rücklings: hohes Knieheben und
=strecken zum Hocksturzhang mit Helfer. Langsames Beinsenken.

Hohes Knieheben und die Füße gegen die Sprosse zum Hocksturz=
hang — stützt! (Knie — streckt! — beugt! — streckt! — beugt!)
Langsam — senkt! usw. Wechselt — um! usw.

**4. In der Ausfallstellung seitwärts mit „S"=halte der Arme:
Seitbeugen mit Nachfedern.**

(In geöffneter Aufstellung.) Linken Fuß zum Ausfall seitwärts —
fallt! Mit „S"=halte der Arme Seitbeugen nach rechts — übt!
Nachfedern! Seitbeugen nach links — übt! Nachfedern! usw. (Rechts
um und zum Liegestütz vorlings — ab! Hände einwärts — dreht!)

2a + 5b. Armbeugen im Liegestütz.

Arme — beugt! — streckt! usw. (Mit Seithalte der Arme in die
Bauchlage — ab!)

B. 5a. Der Helfer steht mit der Seite an der Sprossenwand und mit
dem Gesicht dem Übenden zugewandt. Indem der Übende die Beine
durch hohes Knieheben nach oben an die Sprossen heranzieht, legt
der Helfer die Hände unter das Kreuz des Übenden und hilft ihm,
die Füße in schulterbreitem Abstand festzusetzen, worauf die Knie ge=
streckt werden. Dann langsames Beinsenken auf den Befehl des Leh=
rers. Später kann im Hocksturzhang Beugen und Strecken der Knie in
beschränktem Ausmaß vorgenommen werden.

B. 4. Man setze den linken Fuß etwa drei Fußlängen gerade seit=
wärts. Das Knie wird leicht gebeugt ohne Fersenheben. Der Körper
bleibt senkrecht. Über das Seitbeugen vgl. II. B. 4. Beim
Seitbeugen wird die untere Hand (mit den Fingerspitzen
aufwärts) in die Achselhöhle geführt und der obere Arm
gebeugt über dem Kopf gehalten, Arme im „S". Der
Wechsel von Seite zu Seite geht in ganz freier Weise
vor sich, indem das linke Knie gestreckt und das rechte
gebeugt wird. Über den Armwechsel siehe III. A. 7.

Abb. 19.

B. 2a und 5b. Wie II. B. 5a. Die Arme werden so weit wie möglich
gebeugt, ohne daß der Körper den Boden berührt.

VI

B. 6. Aus der Bauchlage mit Seithalte der Arme: Rumpf= und Kniebeugen rückwärts.
Rückwärts — beugt! — schlaff! usw. (In die Grundstellung — auf!)
B. 2a + 5b und 6 können wiederholt werden.

8a. Hupf auf der Stelle, später mit Vierteldrehung.
Einmal hüpfen. (Mit Drehung nach links [rechts]) — hüpft! usw.

7a. Gewöhnlicher Gang mit Kehrtwendung.
(Während des gewöhnlichen Ganges.) Ganze Abteilung kehrt — marsch! usw.

7b. Laufschritt unterbrochen mit Lauf auf der Stelle mit hohem Knieheben und lautem Zählen bis 10.
(Während des gewöhnlichen Laufs) Laufschritt auf der Stelle mit hohem Knieheben und lautem Zählen bis 10 — jetzt!

VI.

A. 1. Wie in den vorhergehenden Arbeitsplänen.

2. Hupf auf der Stelle mit Hüftstütz mit Aufzehen seitwärts, später auch vorwärts.
Hüften — fest! Aufzehen nach links und rechts im Wechsel — übt! — halt! (Linken Fuß seitwärts — stellt!)

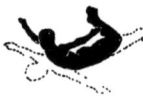
Abb. 20.

B. 6. Die Übenden neigen dazu, die Arme rückwärts=abwärts zu führen, deshalb lasse man die Arme gerade nach der Decke zu heben.
B. 8a. Nach Zählen einüben. Auf „eins!" Fersenheben, „zwei!" Kniebeugen, „drei!" den Sprung ausführen, „vier!" Kniestrecken, „fünf!" Fersenheben. Vgl. auch I. B. 8a!

A. 2. Einüben nach Zählen. Auf „eins!" wird das rechte Knie etwas gebeugt und der linke Fuß etwa 1½ Fußlängen seitwärts (vorwärts) gestreckt zum Aufzehen. Auf „zwei!" erfolgt der Wechsel durch einen Hupf. Sowohl beim Einüben als beim Üben im Takt soll das Standbein (der tragende Fuß) stets genau an dieselbe Stelle des Bodens gesetzt werden, kein „Tanzen" von Seite zu Seite. Das Hüpfen mit Aufzehen vorwärts verwechsle man nicht mit

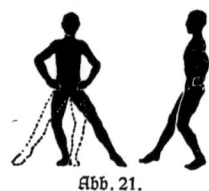
Abb. 21.

VI

**A. 3. Aus der Grätschstellung: Schlag auf den Boden, Rumpf=
strecken vorwärts und aufwärts mit Armschwingen rückwärts und
vorwärts=aufwärts.**

Rumpfbeugen vorwärts mit Schlag auf den Boden — eins! Rumpf=
strecken vorwärts und Armschwingen rückwärts — zwei! Rumpf=
strecken aufwärts und Armschwingen vorwärts=aufwärts — drei! usw.
Dasselbe im Takt — übt! In Grätschstellung — halt! Oder: Rumpf=
beugen, Rumpfstrecken und Armschwingen im Takt — übt — halt!

**4. Wechselhüpfen zwischen Hockstütz (Stützkniebeuge), Grätsch=
zehenstand und Zehenstand mit lautem Zählen bis 3.**

Tiefe Kniebeuge, Grätschen und Schließen der Beine nach Zählen
— eins! (Kniebeugen) — zwei! (Grätschen) — drei! (Schließen der
Beine.) Dasselbe im Takt mit lautem Zählen bis drei — übt! (In der
Grätschstellung — halt! Mit lockeren Armen in den Winkelstand —
senkt!)

**5. Aus dem Grätschwinkelstand: Rumpfdrehen mit Kopfdrehen
und einseitigem Armschwung seitwärts.**

Rumpfdrehen und Kopfdrehen mit einseitigem Armschwung seit=
wärts nach links und rechts — übt! (Mit einem Hupf in die Grund=
stellung — springt!)

Wechselhüpfen in der Schrittstellung, bei dem das Körpergewicht auf
beiden Beinen gleich verteilt ist, während beim Aufzehen seitwärts und
vorwärts das Körpergewicht ausschließlich auf dem Standbein ruht.

A. 3. Auf „eins!" Vorwärtsbeugen mit gestreckten Knien und
leichtem Schlag auf den Boden, möglichst weit vor den Füßen, auf
„zwei!" Rumpfstrecken zum Grätschwinkelstand und Rückführen der
Arme zur Rückhalte, auf „drei!" Aufrichten des Körpers zur Senk=
rechten und ein kräftiges Vorwärts=Aufwärtsschwingen der Arme.
Um ein hohles Kreuz zu vermeiden und die geschmeidigmachende
Wirkung auf das Schultergelenk zu erhöhen, wird der Körper beim
letzten Teil des Armschwunges vorwärts=aufwärts etwas nach vorn
geneigt. Den Takt nehme man so, daß die Knaben die einzelnen Be=
wegungen richtig ausführen können. „Halt!" fällt gerade vor dem
Schlag auf den Boden.

A. 4. Das Wechselhüpfen leicht und federnd. Beim Kniebeugen
können die Knaben die Hände gut auf den Knien aufstützen.

A. 5. Über die Ausgangsstellung siehe V. A. 3. Beim Rumpfdrehen
und Kopfdrehen von Seite zu Seite sollen die Arme gerade seitwärts=

VI

A. 6. Aus dem Stand: Armschwingen vorwärts, -beugen zur Schlaghalte, Armschlagen seitwärts, Armschwingen abwärts-vorwärts-aufwärts und Armstrecken abwärts.

Armschwingen vorwärts — eins! Armbeugen zur Schlaghalte — zwei! Armschlag seitwärts — drei! Armschwingen abwärts-vorwärts-aufwärts — vier! Armbeugen (Beugehalte) — fünf! Armstrecken abwärts — sechs! Dasselbe im Takt — übt! — halt! (In den Hockstütz — ab!)

7. Aus dem Hockstütz: einseitiges Beinstrecken.

Linken Fuß zur Seite — streckt! Wechsel der Füße durch einen Hupf — springt! Dasselbe — eins! — zwei! usw. Im Takt — übt! (Mit Vierteldrehung in die Rückenlage — ab!)

8. Aus der Rückenlage mit Hochhalte der Arme: hurtiges Rumpfbeugen vorwärts unterbrochen durch A 9 und 10.

Rumpfbeugen vorwärts — übt! — halt!

9. Aus der Rückenlage: Kniestrecken mit Hilfe der Hände.

Klar zum Strecken des linken Knies! Knie — streckt! — beugt! usw. Klar zum Strecken rechts! usw. (Fuß zurück und Arme — beugt!)

---

und weit um den Körper herumschwingen. Der ledige Arm schwingt frei einwärts vor der Brust (die Hand bis zur Achselhöhle). Der Rücken sei dabei die ganze Zeit gestreckt und der Blick folgt dem Armschwung.

A. 7. Der linke Fuß wird gerade seitwärts gesetzt, Knie und Fuß gestreckt. Der Wechsel geschieht durch einen Hupf, bei dem gleichzeitig der linke Fuß zurückgezogen und der rechte seitwärts gestellt wird. Der Körper ist dauernd nach vorn gerichtet, und das Standbein wird grade und dicht hinter den Händen auf den Boden gesetzt. Beim Üben im Takt verfalle man nicht in ein zu schnelles Tempo. Man erhält den besten Übergang zu A. 8, wenn das Kommando zur Drehung beim Seitstellen des linken Fußes erfolgt.

A. 8. Lebhafte und kräftige Bewegungen. Der Schlag auf den Boden weit von den Füßen, die Knie gestreckt.

A. 9. Die rechte Hand umfaßt den linken Fuß, die linke Hand legt sich auf das linke Knie. Nun strecke man das Knie, ohne den Fuß loszulassen.

A. 10. Aus der Rückenlage mit gebeugten Armen: Kopfbeugen vorwärts mit einseitigem Knieheben.
Kopfbeugen vorwärts und Knieheben links — eins! — zwei! Rechts — drei! — vier! usw. (Rumpfbeugen vorwärts — übt! A. 8.) (Mit Front nach vorn in den Kniestand — auf! Mit Rückfalthalte Stirn auf den Boden — beugt!)

11. Aus dem Rumpfvorbeugen im Fersensitz (später mit Seithalte der Arme) Rückenstrecken.
Rücken — streckt! — schlaff! usw. (In die weite Grätschstellung mit Hüftstütz — auf!)

12. Aus der weiten Grätschstellung mit Hüftstütz: einseitiges tiefes Kniebeugen.
Linkes Knie tief — beugt! — streckt! Rechtes Knie — beugt! — streckt! Dasselbe — eins! Gleich nach rechts hinüber — zwei! usw. Knie — streckt! Mit kleiner Kniebeuge linken Fuß zurück und Hände — ab!

B. 1. Aus dem Winkelhangstand rücklings: Spannbeugen mit Fersenheben (im Anfang mit Helfer) und Aufrichten durch die Beugestellung.
(Nach Aufstellung an der Sprossenwand rücklings.) Zur Spannbeuge Sprosse — faßt! Knie — beugt! Füße — vor! Spannbeugen mit

A. 10. Die Übenden versuchen, das Knie mit der Stirn zu berühren, ohne die Hände vom Boden abzuheben.
Diese Auswahl von Übungen in der Rückenlage kann so gebraucht werden, daß man mit Rumpfvorwärtsbeugen in einer bestimmten Anzahl (z. B. 4.) beginnt, worauf man mit den Übungen A. 9 und 10 fortsetzt. Die Gruppe wird abgeschlossen durch eine entsprechende Anzahl Rumpfbeugen vorwärts mit einem freien Übergang zum Kniestand (Front nach vorn).

A. 11. Die Ausgangsstellung ist beschrieben II. A. 7. Kräftiges Strecken des oberen Teils der Brustwirbelsäule, Kinn angezogen.

B. 1. Der Helfer stellt sich an die Seite des Übenden, und wenn derselbe die Spannbeuge eingenommen hat, legt der Helfer die rechte Hand mit den Fingerspitzen aufwärts zwischen die Schulterblätter auf den Rücken des Übenden. Mit dem linken Arm stützt er das Becken des Übenden, indem er Hand und Ellbogen gegen den Darmbeinkamm legt.

VI

Ferſenheben — eins! — zwei! uſw. Mit ſchwunghaftem Vorbeugen in den Stand — auf! Rücken gegen die Sproſſenwand! (Nr. 2 vor Nr. 1 und Nr. 1 in Nackenhöhe die Sproſſe — faßt! Zum Armbeugen — klar!)

B. 2a. Aus dem Grätſchwinkelhang: Armbeugen mit Helfer.

Arme — beugt! — ſtreckt! uſw. Wechſelt — um! Arme — beugt! — ſtreckt! uſw. (Zum Handſtand — klar!)

9a. Handſtand mit gleichzeitigem Abdruck der Füße nach Zählen.

In den Handſtand nach Zählen — eins! — zwei! In die Grundſtellung — auf! uſw. (Zum Hangſtand rücklings an die oberſte Sproſſe — auf!)

5a. Aus dem Hangſtand rücklings (Streckhang): hohes Knieheben und -ſtrecken und langſames Beinſenken.

Knieheben und -ſtrecken und langſames Beinſenken — beginnt! uſw. Tiefſprung vorwärts — ſpringt!

Die Aufgabe des Helfers iſt es nun, den Übenden in die richtige Spannbeugeſtellung zu bringen. Er drückt mit der rechten Hand die

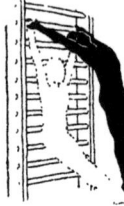

Abb. 22.

Bruſt ſchräg vorwärts-aufwärts und verbeſſert mit der linken Hand die Stellung des Beckens. Gleichzeitig ſorgt er dafür, daß die Sproſſenfaſſung „griffeſt" iſt, und daß der Abſtand der Füße von der Sproſſenwand derſelbe bleibt. Der Körper iſt im übrigen geſtreckt. Sobald der Übende ſelbſt in der Lage iſt, die richtige Stellung einzunehmen und beizubehalten, iſt die Arbeit des Helfers überflüſſig.

B. 2a. Auf das Kommando: „Zum Armbeugen — klar!" ſtreckt der Übende die Arme und ſchwingt ſeine Beine vorwärts zum Helfer, der die Beine wie eine Schiebkarre erfaßt und ſie waagerecht hält. Beim Armbeugen müſſen die Ellbogen ganz an der Sproſſenwand ſein. Der Helfer, der beim Armbeugen die Beine des Übenden anhebt, damit ſie ſtets waagerecht bleiben, ſorge gleichzeitig dafür, deſſen Geſäß an der Sproſſenwand zu halten, aber ohne den „Reibungswiderſtand" zu ſtark zu vergrößern.

B. 9a. Auf „eins!" wird Zehenſtand mit Vorhalte der Arme eingenommen, auf „zwei!" der Handſtand.

B. 5a. Ohne ein Anhalten in den einzelnen Stellungen wird ein kraftvolles hohes Knieheben und Knieſtrecken nach der oberſten Sproſſe zu vorgenommen (womöglich die Sproſſe mit den Füßen berühren); langſames Beinſenken mit geſtreckten Knien.

VI

B. 4. Aus der Grätschstellung mit Scheitelhalte: Seitbeugen von Seite zu Seite.
(In geöffneter Aufstellung.) Seitstellen des rechten Fußes und Hände in Scheitelhalte — faßt! Seitbeugen nach links und rechts im Takt — übt! — halt! (Mit einem Hupf durch die tiefe Kniebeuge in den Kniestand — springt!)

5b. Aus dem Kniestand: Rumpfbeugen rückwärts auf den Boden mit Armführen seitwärts.
Mit Seitführen der Arme Rumpf rückwärts — beugt! Aufwärts — streckt! usw. (In den Hockstütz — auf!)

6. Aus dem Hockstütz: Kniestrecken und Rückenstrecken zum Winkelstand mit Armschwingen seitwärts, später mit Scheitelhalte.
Knie — streckt! Mit Armschwingen seitwärts (Scheitelhalte) Rücken — streckt! Vorwärts — beugt! Knie — beugt! usw. (In die Grundstellung — auf!)

7a. Gang seitwärts im Wechsel mit gewöhnlichem Gang.
(Während des gewöhnlichen Gangs.) Gang nach rechts seitwärts, links — um! Vorwärts rechts — um! usw.

7b. Gewöhnlicher Lauf mit Laufsprung über niedrige Kästen, Matten oder ähnliches.

B. 4. Vgl. I. B. 4b.
B. 5b. Das setzt voraus, daß Übung V. A. 8 im Kniestand geübt ist. Beim Rückwärtsbeugen werden die Arme auswärts gedreht und etwas über die Seithalte geführt. Um ein Hintenüberfallen zu verhindern, dürfen die Hände beim Armführen ruhig auf dem Boden entlang gleiten.
B. 7a. Gang seitwärts.
Beim Seitgang nach rechts fällt das Ausführungskommando „um!" auf den rechten Fuß. Zum Vorwärtsgehen fällt „um!" bei geöffneten Füßen.
B. 7b. Der Lauf kann so eingerichtet werden, daß in der Mitte vor jeder Längswand ein kleines Hindernis in etwa 1 m Abstand von der Wand aufgestellt wird. Beim Lauf rund in der Halle in einer Flankenreihe üben sich die Knaben im Laufsprung über diese Hindernisse. Im Anfang ist der Fußabdruck beliebig, später Abdruck mit dem linken oder rechten Fuß nach Ankündigung des Lehrers.

Hangübungen.

Hangeln.

Hangeln im Seitstreckhang ristgriffs. Siehe K. A. Knudsens Lehr= buch des dänischen Turnens.[1]) § 20, Nr. 4 und 18.

Hangeln im Querstreckhang speichgriffs. § 20, Nr. 6 und 19.

Hangeln im Seitstreckhang kammgriffs. § 20, Nr. 5 und 20.

Bei den Übungen, bei denen der Querbaum (das Reck) etwas über Reichhöhe sein soll, ist es praktisch, ihn anfangs etwas höher zu setzen. Man vermeidet hierdurch, daß die Übenden versuchen, hinauf zu hüpfen, und Schaden dabei nehmen. Der Aufgang zum Gerät kann an der Sprossenwand vor sich gehen oder von einem Schemel aus, der unter das Gerät gestellt wird.

Hangeln im Seitstreckhang ristgriffs mit Drehung in der Mitte des Querbaumes.

Hangeln im Seitstreckhang kammgriffs mit Drehung in der Mitte des Querbaumes.

Die Mitte des Baumes kann durch einen senkrechten Kreidestrich bezeichnet werden. Die Drehung wird folgendermaßen ausgeführt: Die vordere Hand greift ein wenig vorwärts auf die andere Seite. Darauf erfolgt die Wendung, bei der gleichzeitig die andere Hand weiter vorwärts greift und das Hangeln in der bisherigen Richtung fortsetzt.

Drehhangeln im Seitstreckhang ristgriffs. § 20, Nr. 21.

Hangeln im Querstreckhang speichgriffs mit kleinem Vorgreifen und nachschleppenden Füßen.

Hangeln im Querbeugehang speichgriffs bei niedrigem Querbaum mit kurzem Vorgreifen. Kleine Schritte.

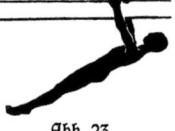

Abb. 23.

[1]) Deutsch von Dr. Karl Gaulhofer und Dr. Erwin Mehl, Wien, Deutscher Verlag für die Jugend.

Hangeln im Querbeugehang am höheren Querbaum und mit kurzem Vorgreifen. Die Füße schleppen nach.

Hangeln im Querbeugehang. § 20, Nr. 22.

Armbeugen und -strecken.

Armbeugen aus dem Querstreckhang. § 20, Nr. 14.
Armbeugen aus dem Seitstreckhang kammgriffs. § 20, Nr. 15.
Armbeugen aus dem Seitstreckhang zwiegriffs. § 20, Nr. 16.
Armbeugen aus dem Seitstreckhang ristgriffs. § 20, Nr. 17.
Das Armbeugen kann in Verbindung mit dem Hangeln geübt werden. Die letzten vier Übungen werden zunächst im Hangstand ausgeführt, später im Hang.

Aufschwung und Abschwung.

Felgaufschwung vorlings rückwärts aus der Schrittstellung mit Kammgriff und gebeugten Armen am Doppelquerbaum.
Der unterste Baum in Schulterhöhe, später höher. Der oberste Baum so hoch, daß der Übende seinen Nacken beim Beugehangstand gegen den untersten stützen kann. Gebraucht man den Doppelquerbaum, so wird es den Übenden leichter, den Aufschwung vorlings vorzunehmen, und sie können gleichfalls leichter lernen, ihren Rücken im Sturzhang (Nacken gegen den Baum) zu strecken.

Felgaufschwung vorlings rückwärts aus der Schrittstellung mit Kammgriff und gebeugten Armen am Einzelbaum. (Arme in Reichhöhe.)

Felgaufschwung vorlings rückwärts aus dem Stand mit Kammgriff.

Felgaufschwung unmittelbar nach dem Aufsprung zum Beugehang. Der Querbaum in (oder ein wenig über) Reichhöhe.

Felgaufschwung vorlings rückwärts aus dem Streckhang mit Kammgriff.
Der Querbaum etwas über Reichhöhe. Über den Aufschwung vorlings siehe § 20 E.

Felgabschwung vorwärts mit Kammgriff.
1. Abschwung in zwei Zeiten. Vgl. § 20, Nr. 29a.
   1. Zeit: Die Knie unter den Baum (die Reckstange).
   2. Zeit: Beinsenken.
2. Abschwung in zwei Zeiten. Vgl. § 20, Nr. 29.
   1. Zeit: Die „Beine gleiten" gestreckt am Querbaum nieder und verharren in der Stellung, wenn sie so nahe und so tief wie möglich am Baum angelangt sind. (Sturzhang vorlings.)
   2. Zeit: Langsames Beinsenken.
3. Abschwung in drei Zeiten. Vgl. § 20, Nr. 29.
   1. Zeit: Verharren im Sturzhang vorlings.
   2. Zeit: Senken der Beine bis zur Waagerechten.
   3. Zeit: Langsames Beinsenken.
4. Abschwung mit gestrecktem Körper und Tiefsprung vorwärts.

Der Baum so hoch, daß die Übenden mit gestreckten Armen darunter schwingen können, ohne den Boden zu berühren. Es muß den Knaben nachdrücklichst gesagt werden, daß sie sich während des ganzen Abschwungs ordentlich festhalten. Der Abschwung beginnt damit, daß die Übenden den Körper, der vollständig gestreckt gehalten wird, vornüber kippen lassen, und damit die Fahrt im Anfang wie später nicht zu groß wird, lasse man die Arme leicht beugen. Nach und nach, wenn die Fahrt beim Abschwung wächst, beuge man die Arme stärker, und erst, wenn der Körper unter dem Baum weit zurückschwingt, werden die Arme langsam gestreckt. Der Rückschwung geht nun über in einen Schwung vorwärts, der durch einen Tiefsprung abgeschlossen wird. Der Abschwung wird erst richtig schön, wenn die Übenden das Hüftgelenk gestreckt halten können.

Abschwung rückwärts aus dem Sitz.
1. Abschwung vom Doppelbaum. Helfer. Der untere Baum in Brusthöhe, der obere soviel höher, daß die Knaben ihn beim Sitz auf dem unteren Baum in Stirnhöhe haben.

Nach dem Felgaufschwung rückwärts auf dem untersten Baum nehmen die Knaben ganz frei eine Kehrtwendung vor und nehmen den Sitz auf demselben ein. Die Hände erfassen den Querbaum mit Ristgriff, da die Knaben sich sonst bei einem freiwilligen oder unfreiwilligen Rückwärtsschwingen nicht halten können. Auf den Befehl:

„Fertig zum Abschwung — eins!" strecken die Knaben sich kräftig und ruhen nun fast ausschließlich auf den gestreckten Armen; auf „zwei!" beugen sie die Arme langsam so viel, daß sie bei der Rückwärtsbewegung mit dem Kreuz an der scharfen Kante des Baumes aufstützen. Beim Abschwung, der ruhig vor sich geht, sollen Rumpf und Hals stets gestreckt gehalten werden, und wenn die Füße den oberen Baum erreichen, werden die Arme gestreckt, und der Strecksturzhang rücklings wird eingenommen. Auf „drei!" Knie beugen und langsames Beinsenken zum Boden, wonach die Hände loslassen, und die Knaben gehen einen Schritt vorwärts, ehe sie sich zum Stand erheben. Der Helfer, der hinter dem Übenden steht, hat dafür zu sorgen, daß der Abschwung ruhig und in guter Haltung vor sich geht.

2. Abschwung am Doppelquerbaum, ohne Helfer.
3. Abschwung am Einzelbaum. Helfer, Baum in Brusthöhe.

Die Hauptaufgabe des Helfers besteht hier darin, den Übenden bei der Kehrtwendung vom Stütz vorlings in den Sitz, durch Festhalten des äußeren (und gestreckten) Beines zu stützen. Daneben soll der Helfer die unter 1. als erforderlich bezeichnete Hilfe und Anweisung beim Abschwung geben.

4. Einzelbaum, ohne Helfer, der Querbaum in verschiedener Höhe.

Gleichgewichtsübungen.

Im Anfang übt man Gleichgewichtsgang auf niedrigem Querbaum; erst, wenn die Knaben sich sicher fühlen in der Arbeit mit den leichteren Formen, wird der Baum höher gesetzt. Sobald an dem Baum über Kniehöhe gearbeitet wird, ist es notwendig, die Knaben bei Verlust des Gleichgewichts daran zu gewöhnen, den Baum, bevor die Füße ihn verlassen, mit den Händen zu ergreifen. Ist der Baum in Hüfthöhe, so genügt es, mit einer Hand aufzustützen, und der Niedersprung erfolgt mit der Seite zum Gerät. Ist der Baum über Hüfthöhe, so sollen die Übenden den Baum mit beiden Händen erfassen und den Niedersprung zum Stand vorlings ausführen. Es ist notwendig, daß die Knaben bei schwierigen Formen einander helfen, aber es sei Hauptregel, daß der Helfer den Übenden niemals unterstütze durch Ergreifen der Beine. Dergleiche im übrigen K. A. Knudsen, Lehrbuch des dänischen Turnens § 21.

Aufsteigen auf den Baum.

1. Freier Aufstieg an der Sprossen= wand. — Alle Baumhöhen.
2. Aufstieg aus dem Seitstand. — Querbaum i. Kniehöhe.
3. Aufstieg aus dem Stand vorlings. — " " "
4. Aufstieg aus der Reitstellung. — " " "
5. Aufstieg aus dem Reitsitz. — " " "
6. Aufstieg aus dem Streckfitz. — Baum in Hüfthöhe bis Schulterhöhe.

(Mit oder ohne Vierteldrehung.)

Zu 5. In der Ausgangsstellung stehen (sitzen) die Knaben mit einem Bein auf jeder Seite des Baumes. Der Aufstieg geschieht in der Weise, daß die Knaben, indem sie sich gleichzeitig vornüberbeugen und die Hände auf das Gerät legen, das linke Bein rückwärts heben und den Rist desselben auf den Baum legen; darauf wird das Hüftgelenk so stark gebeugt, daß der rechte Fuß auf den Querbaum aufstützt, und der Stand wird eingenommen.

Abgang vom Querbaum.

1. **Abgang vom Querbaum in Kniehöhe.**
   a) Die Übenden treten ruhig nieder.
   b) Niedersprung (vorwärts oder seitwärts).
2. **Abgang vom Querbaum in Hüfthöhe.**
   a) Niedersprung seitwärts, eine Hand stützt auf dem Baum.
3. **Abgang vom Querbaum über Hüfthöhe.**
   a) Niedersprung seitwärts mit Vierteldrehung, beide Hände auf dem Baum.
   b) Ab zum Sitz und Niedersprung vorwärts oder Abschwung rück= wärts.

Zu 3b. Stehen die Knaben nach dem Gleichgewichtsgang 3. B. mit dem rechten Fuß voran, so erfolgt der Abgang zum Sitz folgender= maßen: Die Übenden beugen die Knie, erfassen den Baum mit den Händen und führen das rechte Bein mit einer Vierteldrehung links nach links seitwärts mit herum.

Schwebegang.

1. Querbaum in Kniehöhe.

a) Schwebegang vorwärts auf der flachen oder scharfen Kante des Baumes.
b) Schwebegang seitwärts auf der flachen oder scharfen Kante des Baumes.
c) Schwebegang rückwärts auf der flachen oder scharfen Kante des Baumes.

Auf den Zehen oder auf der ganzen Fußsohle.

2. Querbaum in Hüfthöhe.

a) Schwebegang vorwärts auf der flachen (runden) Kante des Baumes.
b) Schwebegang seitwärts auf der flachen Kante des Baumes.
c) Schwebegang rückwärts auf der flachen Kante des Baumes.

Auf den Zehen oder auf der ganzen Fußsohle.

3. Querbaum über Hüfthöhe.

a) Schwebegang vorwärts auf der flachen Kante des Baumes.
b) Schwebegang seitwärts auf der flachen Kante des Baumes.
c) Schwebegang rückwärts auf der flachen Kante des Baumes.
3b und 3c nur für besonders gewandte Knaben.

Auf den Zehen oder auf der ganzen Fußsohle.

Armstellungen.

Hüfthalte (Schwebegang vorwärts und rückwärts),
Seithalte   „   „   „   „
Scheitelhalte „   „   „   „
Hochhalte   „   „   „   „
Vorhalte (Schwebegang seitwärts).

Von den anderen brauchbaren Formen des Schwebegangs sind zu nennen: Schwebegang mit Knieheben und -strecken vorwärts oder rückwärts, Schwebegang mit Kehrtwendung, Schwebegang mit Knien, Schwebegang mit verschiedenen Verbindungen von Arm- und Beinbewegungen.

Anhang.

Sprünge.

Der Unterricht in Sprüngen und Gewandtheitsübungen erfordert von dem Lehrer sehr viel Geduld und Lehrgeschick. Die Knaben wollen ja gerne die gewöhnlichen Sprünge und Gewandtheitsübungen erlernen, aber sie verlieren oft die Arbeitsfreude, da es zu lange Zeit dauert, ehe sie einen Erfolg ihrer Anstrengungen sehen. Kann daher der Lehrer die Knaben mit den verschiedenen Vorübungen, die jede für sich als selbständige Übung aufgefaßt werden wollen, in Arbeit setzen, so erhalten die Knaben etwas leichtere Aufgaben, mit denen sie freudig arbeiten. Es ist die wohl vorbereitete Arbeit, die in Verbindung mit dem Arbeitseifer der Übenden den Lehrern sowie den Schülern erst die richtige Befriedigung geben kann. Der Leiter setze sich als Ziel, niemals die Stufe einer Übung zu verlassen, bevor ihr ganzer Wert ihr abgezwungen ist.

Da in den meisten dieser Übungen besonders für Anfänger eine gewisse Gefahr liegt, ist es die Pflicht des Lehrers, für eine gute Sicherheitsstellung Sorge zu tragen. Für einen Teil der Übungen ist die Hilfestellung angeführt. Die Hilfestellung zu den anderen Übungen findet sich bei der Übung selbst beschrieben.

Der Übende springe nicht, bevor der Helfer ihm seine Bereitschaft angezeigt hat. Der Helfer soll den Übenden nicht über das Gerät „tragen", sondern nur bereit sein, den Übenden vor Unfällen zu bewahren (und die Ausführung der Übung im Bedarfsfalle zweckmäßig zu unterstützen). Die rechte Hilfestellung schafft Sicherheit bei den Knaben, wogegen ein unnötiges Eingreifen von seiten des Helfers den Wert der Übung nur verringert und verwirrend auf den Übenden wirkt.

Aufsprung und Übersprung. Der Helfer steht an der Niedersprungstelle mit der Seite zum Gerät und dicht an ihm, doch ohne den Übenden zu behindern.

Kehre mit schrägem Anlauf, Wende und Rundsprungkehre. Der Helfer steht an der Niedersprungstelle und faßt mit beiden Händen um den näheren Arm des Übenden.

Überschlag über den niedrigen quergestellten Kasten. Hilfe wie beim Kopfstandüberschlag (Kopfsprung).

Überschlag mit gebeugten Armen über ein hohes Gerät. Sowie der Übende aufspringt, stützt der Helfer, der auf der Niedersprungstelle steht, ihn mit der einen Hand unter der Brust (die Hand nach der Absprungstelle zu) und mit der anderen Hand am Kreuz. Der Helfer kann nun mit der Hand, die unter der Brust stützt, den Übenden nach oben drücken und mit der anderen Hand helfen, das Kreuz hohl zu machen, und verhindern, daß er rückwärts gegen das Gerät schlägt. Um einen Sturz auf die Nase zu verhindern, gleitet die Hand, die an der Brust stützt, schnell nieder und greift um den näheren Oberarm.

Überschlag mit gestreckten Armen über ein hohes Gerät. Die Helfer nehmen, einer an jedem Ende des Kastens, den Reitsitz ein. Mit der einen Hand (die an der Absprungseite) stützen sie den Übenden unter den Schultern, und mit der anderen helfen sie ihm in den Handstand auf und sorgen dafür, daß er eine kleine Beugung im Hüftgelenk vornimmt, ehe er abschwingt.

Sprung in den Handstand am Pferd und Niedersprung mit Vierteldrehung (Hochschwingen). Die Hilfestellung ist zuerst wie diejenige beim Überschlag mit gebeugten Armen über ein hohes Gerät. Soll die Vierteldrehung nach rechts erfolgen, so stützt der Helfer mit der linken Hand an der Brust und mit der rechten Hand am Kreuz des Übenden. Wenn der Übende sich im Gleichgewicht befindet und selbst versucht hat, im Handstand zu verharren, erfolgt der Abschwung. Die Hand, die an der Brust stützt, faßt nun um den linken Oberarm des Übenden, wodurch der Helfer in der Lage ist, ihn vom Gerät abzudrehen und zu verhindern, daß er „auf die Nase" fällt.

Diebsprung: Im Anfang zwei Helfer, einer auf jeder Seite des Geräts; später ein Helfer auf der Niedersprungstelle mit der Seite zum Gerät.

Weitsprünge.

Weitsprung mit freiem Anlauf (Absprung mit beliebigem oder bestimmtem Fuß vom quergestellten, niedrigen Kasten).
Siehe K. A. Knudsen, Lehrbuch des dänischen Turnens, § 26, Nr. 11.

Laufsprung (Absprung mit beliebigem oder bestimmtem Fuß). § 26, Nr. 12.

Hochsprünge.

Hochsprung mit 3 oder 4 Schritten Anlauf (Absprung mit beliebigem oder bestimmtem Fuß). § 26, Nr. 13.

Hochsprung mit freiem Anlauf. § 26, Nr. 14.

Hochsprung mit Abdruck eines Fußes vom niedrigen Kasten quer. Im Anfang übt man den Hochsprung mit Niedersprung durch den Hockstütz.

Hangsprünge.

Hangsprung am Doppelquerbaum aus dem Querstand. § 26, Nr. 17.

Unterschwung am Doppelquerbaum aus dem Seitstand (oder am Reck über die Schnur, am Barren durch die ungleich hohen Holme). § 26, Nr. 18.

Sprünge auf ein Gerät.

Aufhocken aus dem Seitstand mit Anlauf. § 26, Nr. 21.

Aufgrätschen aus dem Seitstand mit Anlauf. § 26, Nr. 22.

Aufsprung zum Kniestand mit Anlauf. Quergestelltes Gerät — Pferd ohne Pauschen (dänisch mit Polster), Kasten oder Bock.

Es gilt, schnell den Kniestand einzunehmen, ohne vornüber zu fallen. Deshalb nicht so kräftigen Anlauf (Kontrolle des Kniestandes). Der Niedersprung erfolgt, indem die Knaben schnell das Hüft- und Kniegelenk beugen (das Gesäß ganz nieder auf die Fersen), unmittelbar darauf dieselben Gelenke kräftig strecken und gleichzeitig vom Gerät absetzen. Die Knaben müssen daran denken, aufwärts und vorwärts zu springen. Vollkommenes Strecken des Körpers so schnell wie möglich; Hilfe ist zu Anfang nötig. Der Helfer soll verhindern: 1. daß der Übende beim Absprung vornüberfällt, 2. daß der Übende das Kreuz hohl macht, indem er ihn — gleich nach dem Absprung — vor der Brust und am Kreuz stützt.

Aufgrätschen mit Anlauf. Langgestelltes Gerät — Pferd ohne Pauschen (dänisch: mit Polster) oder Kasten. Absprung wie bei § 26, Nr. 21.

Der Unterschied zwischen Aufhocken und Aufgrätschen besteht unter anderem darin, daß die Beine beim Aufhocken zwischen den Armen hindurch auf das Gerät gesetzt werden, während sie beim Aufgrätschen außen um die Arme herumgeführt werden und auf dem Gerät an den Seiten der Hände — oder geschlossen vor den Händen — aufstützen.

Übersprünge.

Hocke mit Anlauf über ein quergestelltes Gerät — Pferd mit oder ohne Pauschen oder Bock. § 26, Nr. 23.

Grätsche mit Anlauf über ein quergestelltes Gerät. § 26, Nr. 24.

Senkrechte Grätsche mit Anlauf über ein langgestelltes Gerät — Pferd ohne Pauschen (mit Polster) oder Bock. § 26, Nr. 25.

Waagerechte Grätsche mit Anlauf über ein langgestelltes Gerät — Pferd ohne Pauschen (mit Polster). § 26, Nr. 25.

Damit die Knaben einen guten Absprung lernen, kann man zu Anfang einen niedrigen Kasten quer vor das Pferd stellen. Um zu verhindern, daß der Kasten beim Springen näher an das Pferd heranrutscht, legt man eine zusammengerollte Matratze zwischen den Kasten und die Hinterbeine des Pferdes. Kräftiger, aber beherrschter Anlauf. Der Absprung geschieht mit getrenntem Abdruck vom Boden, wogegen der Absprung vom Kasten mit Abdruck beider Füße erfolgt.

(Waagerechte) Hocke mit Anlauf über ein langgestelltes Gerät — Pferd ohne Pauschen (mit Polster). § 26, Nr. 23 und 25.

Nachdem die waagerechte Haltung über dem Gerät eben erreicht ist, werden die Beine durch eine blitzschnelle Beugung des Hüftgelenks zwischen den Armen nach vorn gezogen wie bei der gewöhnlichen Hocke.

(Waagerechte) Hocke mit Anlauf. Langgestellter Kasten, davor ein quergestelltes Pferd ohne Pauschen (mit Polster).

Dieser Sprung wird wie der vorhergehende ausgeführt. Die Schwierigkeit besteht darin, daß vor dem langgestellten Kasten ein quergestelltes Pferd angebracht ist. Später kann das Pferd ein Loch höher gesetzt werden als der Kasten.

Schere mit Anlauf. Langgestellter Bock.

Während die Knaben einen Aufsprung, wie unter § 26, Nr. 25 beschrieben, ausführen, machen sie eine Kehrtwendung links oder rechts. Beim Übersprung ist der Körper senkrecht und der Rücken der Niedersprungstelle zugewandt. Zwei Mann Hilfestellung. Als Vorübung lernen die Knaben, mit einer Kehrtwendung zum Sitz auf den Bock zu springen. Später springen sie ganz über den Bock mit Stütz auf demselben nach der Kehrtwendung.

Diebsprung mit Anlauf. Quergestelltes Gerät — Pferd mit Pauschen (ohne Polster). Siehe Abbildung!

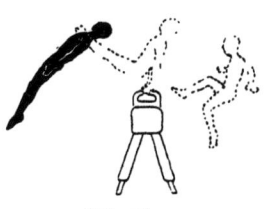

Abb. 24.

Aufhocken und Abgrätſchen über ein langgeſtelltes Gerät
Bock oder Kaſten, Sprungſtänder mit Schnur und Pferd ohne Pauſchen (mit Polſter). § 26, Nr. 27.

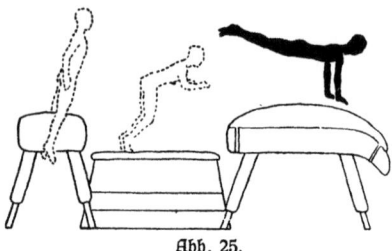
Abb. 25.

Aufgrätſchen über den Bock zur Hockſtellung auf den langgeſtellten Kaſten und Abgrätſchen über das langgeſtellte Pferd. — Bock, Kaſten, Pferd ohne Pauſchen (mit Polſter).

Seitenſprünge.

Wende vom Doppelquerbaum mit Anlauf. § 26, Nr. 28.
Hockwende. Baum in Kniehöhe. § 26, Nr. 28.
Hockwende — Pferd mit oder ohne Pauſchen, Kaſten, Querbaum.

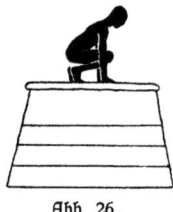
Abb. 26.

Einübung:

1. Aufſprung zu der Stellung, die die Abbildung zeigt (Hockſtütz). Die Knie die ganze Zeit geſchloſſen.

2. Der Übende paſſiere jetzt ohne Anhalten die unter 1. gezeigte Stellung. Er ſoll dabei lernen, auf den Händen „rund zu gehen", indem nur eine Hand auf einmal gerückt wird. Aufſprung ſowie Niederſprung mit Front zum Gerät und beiden Händen auf demſelben (Finger nach vorn).

Hockwende mit Strecken. Kaſten, Pferd ohne Pauſchen (mit Polſter) § 26, Nr. 29.

Kehre. Quergeſtelltes Gerät — Kaſten, Pferd ohne Pauſchen (mit Polſter).

Kurzer Anlauf (von Punkt A) gerade auf das Gerät zu. Die Hände ſtützen in ſchulterbreitem Abſtand auf dem Gerät, und der Abſprung erfolgt vor den Händen. Die Beine ſchwingen geſchloſſen und geſtreckt mit ſtarker Hüftbeugung nach links (oder rechts) über das Gerät, indem die linke Hand abdrückt und das Körpergewicht auf die rechte Hand verlagert wird. Sowie der Abdruck mit der linken Hand erfolgt iſt, wird sie über den Körper herumgeführt und stützt wieder auf; die rechte Hand läßt los, und der Niedersprung wird mit der Seite zum Gerät vorgenommen.

Einübung:

1. Schräger Anlauf auf das Gerät zu (von Punkt B aus) und der Aufsprung zum Sitz. Dabei achte man auf Absprung, Beinschwung, Vierteldrehung und Abdruck der linken Hand.

2. Die Übenden springen jetzt ganz hinüber, doch ein hoher Beinschwung wird noch nicht angestrebt, dagegen soll die linke Hand den Körper frei vom Gerät abdrücken.

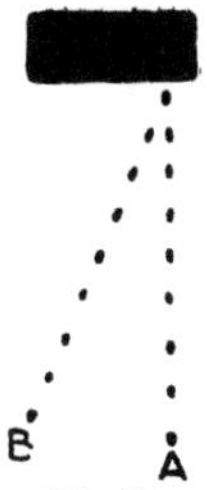

Abb. 27.

Schrägsprünge.

Sechterkehre. Pferd ohne Pauschen (mit Polster), Kasten. § 26, Nr. 33.

Rundsprünge.

Rundsprungkehre.[1]) Langgestelltes Gerät — Pferd ohne Pauschen (mit Polster), Kasten.

Anlauf gerade auf das Gerät zu, die Hände stützen auf dem hinteren Teil desselben auf. Während die Beine unter starker Beugung des Hüftgelenks geschlossen und gestreckt nach links seitwärts=aufwärts und über das Gerät hinüber schwingen, drückt die linke Hand ab, und das Gewicht wird auf die rechte Hand verlagert. Die linke Hand wird rasch um den Körper herumgeführt und stützt wieder auf, die rechte Hand läßt los, und der Niedersprung erfolgt mit der Seite zum Gerät.

Einübung: Anlauf, Absprung und Aufsprung zum Sitz.

Der Überschlag über ein Gerät.

Der Überschlag über ein niedriges Gerät. Quergestellter Kasten etwas über Kniehöhe. § 26, Nr. 34.

Überschlag mit gebeugten Armen über ein hohes Gerät. Quergestelltes Pferd mit Pauschen (ohne Polster). § 26, Nr. 35.

---

1) Um eine Verwechslung mit der Kreiskehre zu vermeiden. D. H.

Aufhocken aus dem Querstand zum Hockstütz und Überschlag mit gebeugten Armen. Langgestelltes Gerät — Pferd ohne Pauschen (mit Polster), Kasten. (Zu Anfang läßt man den Überschlag mit Kopfstütz ausführen.)

Überschlag mit gebeugten Armen über ein hohes Gerät. Quergestelltes Gerät — Pferd ohne Pauschen (mit Polster), Kasten.

Überschlag mit gestreckten Armen über ein hohes Gerät. Quergestelltes Gerät — Kasten.

Anlauf und Aufsprung wie beim Überschlag mit gebeugten Armen über ein hohes, quergestelltes Gerät, aber die Übenden sollen hier zum Handstand auf. Nach einem kurzen Verharren in dieser Stellung erfolgt eine kleine Beugung des Hüftgelenks, wobei der Körper gleichzeitig zum Fall vornübergeneigt wird. Der Niedersprung wird wie bei dem obengenannten Überschlag ausgeführt.

Einübung:

1. Anlauf und Aufsprung zum Handstand auf dem quergestellten Gerät (3—4 Kastenaufsätze) gegen die Sprossenwand oder den Querbaum. Der Helfer, der entweder mit dem Rücken an der Sprossenwand oder unter dem Baum steht, erfaßt den Übenden mit einer Hand an jeder Seite des Beckens, hilft ihm in den Handstand und sorgt dafür, daß er mit den Füßen nicht so hart gegen die Sprossen oder den Querbaum schlägt. Der Übende trachte danach, sich mit nahezu geraden Armen in den Handstand aufzuschwingen. Der Abgang erfolgt mit starker Beugung des Hüftgelenks.

2. Aufsprung zum Kopfstand auf dem hohen quergestellten Kasten. Aus dieser Stellung wird nach Beugung des Hüftgelenks der Niedersprung geübt.

Sprung in den Handstand am Pferd und Niedersprung mit einer Vierteldrehung (Hochschwingen). Quergestelltes Pferd mit Pauschen (ohne Polster).

Die Einnahme des Handstandes wie beim Überschlag mit gestreckten Armen über ein hohes Gerät. Der Niedersprung erfolgt auf die Weise, daß das Körpergewicht auf den linken Arm verlagert wird; darauf eine Vierteldrehung links, die rechte Hand läßt los und wird an der Seite des Körpers angelegt. Bei der Abwärtsbewegung hält man den Körper vollständig gestreckt (Nacken gut zurück), und der Niedersprung erfolgt unmittelbar seitlings zum Gerät und mit der Hand auf demselben.

Einübung:
Aufhocken zum Stand auf einen langgestellten Kasten. Von da auf in den Handstand auf dem quergestellten Pferd mit Pauschen, letztere etwas höher als der Kasten. Die Geräte dicht zusammen.

Überschlag über den niedrigen Kasten und anschließender Überschlag mit beidbeinigem Absprung, „Hechtüberschlag" (Flugsprung). Quergestelltes Gerät — ein bis zwei Kastenaufsätze und eine Rollmatratze.

Einübung:

1. Ein sehr schneller Überschlag mit gebeugten Armen und Kopfstütz muß zuerst gelernt werden. Der Schwung muß so stark sein, daß die Übenden entweder vornüber fallen oder vorwärts laufen. Das wird erreicht durch kräftigen Anlauf, einen schnellen Beinschwung und eine energische und vollständige Streckung der Arme.

2. Aus dem Stand auf dem niedrigen Kasten bringt der Übende den vollständig gestreckten Körper zum Fall vornüber und führt einen kleinen Tiefsprung vorwärts aus. Beim Absprung federt man ganz leicht im Knie= und Fußgelenk, und die Bewegung wird sofort mit einem Hechtüberschlag („Flugsprung") fortgesetzt. Hilfestellung wie bei einem Hechtüberschlag mit beidbeinigem Absprung.

Darauf nimmt man den Sprung in seiner fertigen Form vor, und nach und nach, wenn die Knaben tüchtiger werden, kann der Leiter sie auf die Bedeutung der geschlossenen Füße und gestreckten Knie beim Überschlag hinweisen, so daß der Übergang zum Hechtüberschlag ausschließlich durch ein Federn im Fußgelenk erfolgt.

Gewandtheitsübungen.

Der Überschlag mit beidbeinigem Absprung und Aufstützen des Kopfes, „Kopfstandüberschlag" (Kopfsprung). § 27, Nr. 8.

Einübung:

1. Bevor die Knaben einen schönen Kopfstandüberschlag ausführen können, ist es notwendig, daß sie einen schönen Kopfwinkelstand einnehmen können. (Siehe Abbildung. Kopfstand mit starker Beugung im Hüftgelenk, vgl. Winkelstand.) Derselbe wird auf dem lang=

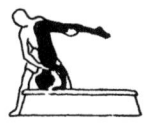
Abb. 28.

gestellten niedrigen Kasten folgendermaßen eingeübt: Aus dem Stand am Ende des Kastens senkt der Übende sich vorwärts und setzt Hände und Stirn („da, wo die Haare anfangen") auf den Kasten; die Beine werden geschlossen und gestreckt vorwärts nach den Händen zu gezogen und zur Waagerechten aufwärts gehoben („Kopfwinkelstand"). Der Rücken und die Knie sind in dieser Stellung so gestreckt wie möglich. Der Helfer legt die eine Hand unter die entferntere Schulter des Übenden und umfaßt mit der anderen von unten die Beine desselben unter den Knien und sucht teils mit Hilfe der Hände teils durch Ansagen der Fehler in der Rücken=, Bein= und Kopfhaltung den Übenden in einen schönen Kopfwinkelstand einzustellen; viele kurzdauernde Versuche. Werden zwei Helfer gebraucht, so stützen sie mit der einen Hand unter der ihnen näheren Schulter des Übenden und mit der anderen an dessen Beinen. Nur der eine der Helfenden kündigt dem Übenden seine Fehler an. Wenn die Knaben einigermaßen sicher den Kopfwinkelstand einnehmen können, so gehe man über zu dem nächsten Schritt.

2. Es wird fortgesetzt mit der Einübung des Kopfwinkelstandes, und sowie diese Stellung beobachtet ist, mögen die Knaben auf den Befehl „Jetzt!" einen Überschlag ausführen. Der Körper wird zum Fall rückwärts gebracht, und unmittelbar darauf schwingen die Beine geschlossen und gestreckt in einen großen Bogen vorwärts=aufwärts=abwärts, der Rücken wird stark geschweift, und die Knaben drücken kräftig mit den Händen ab, worauf der Niedersprung auf leicht gegrätschten Füßen erfolgt. Es ist von großer Bedeutung, daß Fall und Schwung unmittelbar aufeinander folgen. Denn sowie die Knaben zu früh schwingen, d. h. ehe der Körper sich zum Fall rückwärts neigt, kommen sie nicht auf zum Stand, sondern fallen rückwärts gegen den Kasten; schwingen sie zu spät, d. h. daß sie zu lange mit dem Schwung warten, nachdem der Körper begonnen hat zu kippen, so schlagen sie mit den Fersen auf die Matratze oder fallen auf den Rücken nieder. Der (die) Helfer, der so stützt, wie unter 1. angegeben, kann mit Hilfe der Hände die Reihenfolge des Bewegungsablaufs regeln, indem er den Schwung der Beine entweder beschleunigt oder verzögert.

3. Nun versuchen die Knaben, den Überschlag aus der Hochstellung mit Vorhalte der Arme ohne Anhalten im Kopfwinkelstand auszuführen.

4. Der Kopfstandüberschlag wird geübt aus dem Stand vor dem quergestellten, niedrigen Kasten mit Helfer.

5 Wie bei 4., aber mit Anlauf. Zunächst mit Helfer.

6. Kopfstandüberschlag auf Schrägpfühl oder Sattelpolster (dänisch).

Selbst wenn die Knaben eine gewisse Geschicklichkeit im Überschlag erworben haben, lohnt es sich, gelegentlich den Kopfwinkelstand zu wiederholen. Das kann z. B. auf folgende Weise gemacht werden: Eine Rollmatratze (Matte) wird quer über den Saal gelegt, und die Knaben stellen sich in so viel Flankenreihen nebeneinander auf, daß genügend Bewegungsfreiheit an der Matratze ist. Auf den Befehl des Lehrers hin nehmen die Ersten einer jeden Reihe den Kopfwinkelstand ein, und die Zweiten stützen die Ersten, indem sie sie an den Füßen festhalten, Die Übenden bemühen sich, den Rücken so rank wie möglich zu halten, und versuchen, wenn der Helfer losläßt, selbst einen Augenblick diese Stellung beizubehalten.

Zeigt es sich, daß die Knaben Schwierigkeit haben, beim Überschlag das Kreuz hohl zu machen und den Schwung im Hüftgelenk gründlich auszuführen, so bleibt der Überschlag, selbst wenn die Knaben zum Stehen kommen, flach und unschön. Der Helfer soll dann beim Beinschwung den Übenden mit der Hand, die sonst an der Schulter stützt, am Kreuz halten und dadurch bewirken, daß das hohle Kreuz und die Hüftgelenkstreckung genügend groß werden.

Der Überschlag mit einbeinigem Absprung, „Kraftsprung".
§ 27, Nr. 9.

Bevor die Knaben den Kraftsprung üben können, müssen sie den Handstand mit einbeinigem Abdruck der Füße gelernt haben. Sowie sie in dieser Übung sicher sind, beginnen sie, den Kraftsprung vom niedrigen, langgestellten Kasten zu üben.

1. Aus der Schrittstellung mit Vorhalte der Arme versuchen die Knaben mehrere Male den Handstand gegen den Arm des Helfers (Lehrers). Sichere Hilfestellung, so daß die Übenden es wagen dürfen, aufzuschwingen. Danach schwingen sie ganz rund, und der Helfer stützt wie beim Kopfstandüberschlag. Der Kraftsprung wird mit gestreckten Armen ausgeführt mit kräftigem Beinschwung und gestreckten Knien (die Füße kommen im Handstand

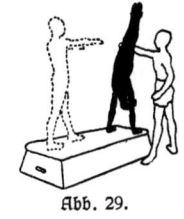

Abb. 29.

zusammen). Wie beim Kopfstandüberschlag soll das Kreuz hohl sein, das Hüftgelenk gestreckt und der Niedersprung auf leicht gegrätschten Füßen.

2. Während mit der unter 1. beschriebenen Form als Riegenübung geturnt wird, übe man den Handstand an der Sprossenwand mit Anlauf und Vorhupf unter B 9 in den Arbeitsplänen ein.

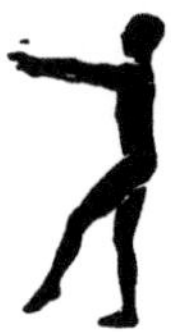

a) Ausgangsstellung wie die Abbildung zeigt. Die Knaben machen einen kleinen Hupf auf dem Standbein, der vordere Fuß setzt an, und der Handstand wird eingenommen. Viele Versuche.

b) Nun werden Vorhupf und Handstand in Verbindung mit gewöhnlichem Gang (später: Lauf) von der Mitte der Halle aus an der Sprossenwand geübt.

Abb. 30.

3. Als letzte Stufe vor dem Kraftsprung auf der Matratze übe man den Kraftsprung auf dem Sattelpolster (des Pferdes) oder dem obersten Kastenaufsatz. Außer Anlauf und kräftigem Schwung der gestreckten Beine sollen die Knaben nun auch noch lernen, kräftig mit den Händen abzudrücken. Hilfestellung wie beim Kopfsprung.

Bodenkippe (Rückensprung). § 27, Nr. 11.

Einübung:

1. Die Rollmatratze (Matte) wird quer in der Halle unter die Taue gelegt. Die Knaben nehmen die Rückenlage ein und erfassen die Taue — zwei Taue für jeden Übenden — mit gestreckten Armen. Die Beine werden geschlossen und gestreckt vorwärts-aufwärts über den Kopf geführt und gehen ohne Anhalten in einen Beinschwung aufwärts-vorwärts-abwärts über. Beim Beinschwung vorwärts-abwärts drücken die Übenden kräftig mit dem Nacken ab und versuchen, durch gleichzeitigen Zug an den Tauen zum Stehen zu kommen. Da die Knaben es hier leicht haben, aufzukommen, so kann die ganze Aufmerksamkeit auf den Beinschwung und das Kreuzhohlmachen gerichtet werden. Daneben ist hier gute Gelegenheit, den für Kopfstandüberschlag, Kraftsprung, Bodenkippe und Hechtüberschlag gemeinsamen Niedersprung zu berichtigen, bei dem die Knaben dazu neigen, auf dem inneren Fußrand zu ruhen und die Knie zu stark und einwärts zu beugen.

2. Bodenkippe mit Helfer, aber ohne Taue. Der Übende nimmt den Strecksitz ein (die Hände auf den Oberschenkeln). Von dieser Stellung

aus wird die Bodenkippe wie unter 1. beschrieben ausgeführt. Die Helfer stehen im Kniestand an der Seite des Übenden, und indem er die Beine über den Kopf schwingt, legen die Helfer die eine Hand unter die Lende, ohne zu drücken. Wenn der Übende die Beine darauf nach der entgegengesetzten Richtung schwingt, drücken die Helfer kräftig unter dem Kreuz und mit der anderen Hand an den Schultern, sowie er mit dem Nacken vom Boden abgeschnellt ist.

Der Überschlag mit beidbeinigem Abdruck, „Hechtüberschlag" (Flugsprung). § 27, Nr. 10.

Einübung:

1. Hechtüberschlag aus dem Stand auf der Matratze, zwei Helfer. Hilfestellung wie beim Kopfstandüberschlag.

2. Kopfstandüberschlag mit Anlauf.

Rolle rückwärts in den Handstand. § 27, Nr. 12.

Die Helfer stellen sich in Grätschstellung ein Stück hinter dem Übenden auf. Indem derselbe rückwärts rollt, ergreifen sie dessen Fußgelenke und helfen ihm auf in den Handstand. Viele Versuche in einem Zug. Der Helfer muß schnell sein im Wenden; er soll nicht gewaltsam den Übenden aufrichten, sondern ihn geschickt auf die richtige Bewegungsbahn und in die Schlußstellung leiten. Beim Niedersprung aus dem Handstand wird das Hüftgelenk stark gebeugt.

Rad mit Vierteldrehung (Arabersprung).

Es wird anfangs aus der Seitgrätschstellung mit Seithalte der Arme geübt. Beim Radschlagen werden die Beine in der Senkrechten geschlossen, es wird eine Vierteldrehung ausgeführt, und der Niedersprung erfolgt mit geschlossenen Füßen mit Front nach der Absprungstelle zu. Später wird das Rad, wie beim Kraftsprung, mit Anlauf und Vorhupf geübt; die Hände werden — eine vor der anderen — gerade vor den Füßen auf die Matratze gesetzt und das Rad in der senkrechten Ebene so gestreckt wie möglich „geschlagen".

Überschlag rückwärts aus dem Stand (Flick=Flack).

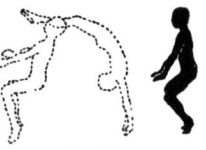
Abb. 31.

Die Übung erfordert Mut, und es ist im Anfang für eine gute Hilfestellung zu sorgen. Um die Knaben den kräftigen Absprung mit den Füßen, den Aufsprung schräg rückwärts=

aufwärts, Armschwung vorwärts-aufwärts und Rückwärtsbeugen im Rücken und Hals zu lehren, schreite man auf folgende Weise vor:

Einübung:

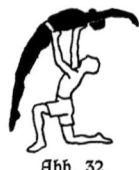
Abb. 32.

1. Der Helfer (Lehrer) nimmt Kniestand mit einem vorgestellten Bein hinter dem Übenden ein, erfaßt mit der einen Hand den Leibriemen des Übenden und legt die andere Hand zwischen die Schulterblätter auf den Rücken. Der Übende macht eine kleine Kniebeuge (Körper senkrecht) und springt mit ausgiebigem Armschwung auf zur Stellung wie die Abbildung zeigt. Viele Versuche in einem Zug.

2. Aus der Seitgrätschstellung mit Hochhalte der Arme: langsamer Überschlag rückwärts. Beim ruhigen Rückwärtsbeugen versucht der Übende, einen Überschlag auszuführen. Dabei unterstützen die Helfer ihn unter den Lenden, und mit der anderen Hand beschleunigen sie den Schwung der Beine.

3. Überschlag aus der Seitgrätschstellung. Der Helfer steht an der Seite des Übenden und faßt mit der einen Hand an dessen Leibriemen. Während der Übende den Überschlag ausführt, stützt der Helfer ihn an den Lenden und unterstützt mit der anderen Hand den Beinschwung.

Beim Einüben des Überschlags rückwärts stehen die Knaben in einer kleinen Grätschstellung mit den Füßen in Laufstellung.

Ist der Überschlag rückwärts eingeübt, so nehme man den Überschlag nach dem Radschlagen vor. Da aber den Knaben die Verbindung dieser beiden Übungen anfangs große Schwierigkeiten bereitet, so kann man zunächst den Überschlag rückwärts aus dem Gang (Lauf) mit Kehrtwendung durch einen Hupf üben. Nach dem Gang oder Lauf bis an die Matratze heran, führen die Knaben durch einen Hupf eine Kehrtwendung aus und benutzen den Niedersprung gleichzeitig als Absprung für den Überschlag rückwärts.

Gymnastik in der Grundschule
Eine vorbereitende Grundlage zur „Neuzeitlichen Körperschule"
Von K. Petersen und K. Andersen
Auf Deutsch hrsg. von Turn- und Sportlehrer Th. Jessen
Zeichnungen von Turnlehrer und Zeichner A. Gravgaar
[U. d. Pr. 1928]

Dies kleine Büchlein will die grundgymnastische Arbeitsweise des großen Meisters Niels Bukh für das Turnen in der Grundschule fruchtbar machen. In frischer Arbeit wird hier der Bewegungstrieb der Kleinen befriedigt und wirkungsvoll werden alle üblen Folgen des Sitzzwanges und der mangelnden Betätigung wie Steifheit und Schlaffheit bekämpft. Das Buch schließt die Lücke zwischen den einfachsten Nachahmungsübungen und Spielformen der ersten Zeit und der eigentlichen Körperschule. Die sechs Arbeitspläne entstammen der Praxis zweier erfahrener Fachleute, die beide Schüler Niels Bukhs waren. Dem Grundschullehrer werden sie ein wertvoller Helfer und Wegweiser bei seiner Schularbeit sein und gleichzeitig ein willkommener Führer für die Leiter der jüngsten Turnabteilungen in Vereinen.

Grundgymnastik
Von Niels Bukh
Auf Deutsch hrsg. von Lehrerin A. Sievers
7., veränderte Auflage. Mit 257 Übungsbildern. Kart. RM 3.80

Die rasche Folge der Auflagen beweist, wie sehr sich Bukhs gymnastische Arbeitsweise auch bei uns durchgesetzt hat. Und seine Schöpferkraft bleibt nicht stehen: immer natürlicher, einfacher, doch um so wirkungsvoller weiß er die Übungen zu gestalten. So ist die 7. Auflage wieder durch neue Arbeitsformen und Pläne für das Männer-, Frauen- und Kinderturnen, sowie für die tägliche Zehnminutengymnastik daheim und in der Schule bereichert worden.

„Für unser deutsches Turnen bringt Bukhs Gymnastik so viele fruchtbringende Anregungen, die kennenzulernen das ausgezeichnete Büchlein mit seinen vielen, guten Bildern u. ausführlichen Darstellungen trefflich Gelegenheit bietet. Kein fortschrittlicher Turnlehrer u. Turnwart darf daran vorübergehen." (Der Bayer. Turner.)

Ausführliches Verzeichnis „Werke zur körperlichen Erziehung" mit zahlreichen Abbildungen umsonst und postfrei vom Verlag, Leipzig, Poststraße 3, erhältlich

Springer Fachmedien Wiesbaden GmbH

Die Leibesübungen. Ihre biologisch-anatomischen Grundlagen, Physiologie und Hygiene sowie: Erste Hilfe bei Unfällen. Lehrbuch der medizinischen Hilfswissenschaften und der Bewegungslehre der Leibesübungen für Turn- und Sportlehrer(innen), Turner und Sportsleute, Ärzte, Lehrer und Studierende, für das Studium an den Hochschulen für Leibesübungen und an pädagogischen Akademien. Von Med.-Rat Prof. Dr. J. Müller. 4. Aufl. Mit 534 Abb. und 25 Tafeln im Text. Geb. RM 20.—

„Mir erscheint es weit mehr als ein trockenes Lehrbuch: es ist Wegweiser, Freund, treuester und zuverlässigster Berater in all den Fragen, die jeder, der sich mit Leibesübungen berufsmäßig oder auch aus bloßer Freude abgibt, früher oder später gerne beantwortet haben möchte. Wir erfahren in seiner, durch ausgezeichnete Bilder wirksam unterstützter Darstellung, wie es um unseren Körper bestellt ist. Neben dem Körpergerüst werden zuerst die tiefen, dann die oberflächlichen Muskeln beschrieben, so daß der Gesamtkörper gewissermaßen wie ein Bauwerk vor den Augen des Lesers entsteht. Alles ist so kurz und klar und faßlich gegeben, daß auch der Laie, für den ja vom medizinischen Standpunkt aus das Buch geschrieben ist, das Gebotene sofort versteht." (Deutsche Turnzeitung.)

Gymnastik. Kanon der Körperschule und angewandten Muskellehre für Lehrer und Lehrerinnen, Turnwarte, Sportärzte und Studenten der Leibesübung. Von Turninsp. K. A. Knudsen. Übersetzt von A. Iversen, herausgeg. von Turninsp. K. Möller. 2., umgearb. Aufl. Mit 2 Vollbildern, einem Titelbild u. 57 Abb. im Text. Kart. RM 4.—

„Für jeden Turnlehrer bildet das Buch von Knudsen eine Fundgrube nützlicher und unentbehrlicher Belehrung. Die grundlegenden Formen aller Haltungsübungen werden darin besprochen und nach ihren physiologischen Wirkungen klargelegt." (Jahrbuch der Schweiz. Gesellschaft für Schulgesundheitspfl.)

Unterhaltende Gymnastik und Haltungsturnen in Spielformen. Taschenbüchlein für Haus, Schule, Verein, Luftbad und Sommerfrische. Von Turnlehrer P. Meyer. Mit 35 Abb. Kart. RM 1.50

„Wer es wie der Verfasser dieses Büchleins versteht, die Übungen mit Lebensinhalt zu erfüllen, sie zu Spielformen und sogar zu Wettspielformen auszugestalten, wird seine helle Freude haben an dem unermüdlichen, sich immer steigernden Eifer der Übenden und den daraus folgenden günstigen Ergebnissen in der Haltungsschulung." (Turnbir. Krelling.)

Spielturnen in der Grundschule. Von Turnlehrer M. Puschert. [In Vorb. 1928]

Das Buch spricht in einem einführenden Teil zuerst von der Stellung, die die körperliche Erziehung im Gesamtunterricht einnimmt, dann von der Betriebsweise des Spielturnens und bietet in einem praktischen Teil eine größere Anzahl von Bewegungsgeschichten, die nach vier Grundschuljahren geordnet sind. Die Stoffe sind hauptsächlich aus dem heimatkundlichen Unterricht, ferner aus zu behandelnden Lesestücken, Gedichten und der Märchenwelt der betreffenden Stufen entnommen und passen sich diesen genau an. Auch turnerisch tragen sie dem Grundsatz „vom Leichten zum Schwereren" Rechnung. Jede Bewegungsgeschichte ist für sich abgeschlossen und wickelt sich flott ab, so daß sie für die Kinder zum vollen Erlebnis wird.

Springer Fachmedien Wiesbaden GmbH

Stoffverteilungsplan der Leibesübungen nach neuzeitlichen Gesichtspunkten für die männl. Jugend in Schule u. Verein. Von Turnlehrern W. Hinnerks und M. Puschert. 2., erw. Aufl. Kart. *RM* 1.20

„Im übrigen ist zu betonen, daß die ganz neuartige Stoffverteilung in trefflicher Weise den Wachstumsbedürfnissen wie der physiologischen Leistungsfähigkeit der einzelnen Altersstufen Rechnung trägt. Diesem neuen Stoffverteilungsplan kann ich nur ernsteste Beachtung und weite Verbreitung wünschen."
(Zeitschr. f. Schulgesundheitspflege.)

Volkstümliche Übungen, Leichtathletik. Ein Lehrgang ihrer Technik für Schule und Verein. Von Kreisturnwart E. Loges. Mit zahlr. Federzeichnungen von G. Mink und anderen Abbildungen. Beilagen: Je ein Plan für Klassenziele und zur Feststellung der Zensur für Knaben und Mädchen. 3., verb. Aufl. Kart. *RM* 2.80

„Das Buch gibt uns über volkstümliche Übungen für das Schul- u. Vereinsturnen das erste Lehrbuch, das auf der Höhe der Zeit steht. Bei allen Lehrgängen u. Turntagen in Kreis, Gau u. Verband muß mit u. nach dem Buch gearbeitet werden. Jeder Vereinsvorturner u. Turnlehrer muß es besitzen." (Turnbl. d. Niedersachsen u. Friesen.)

Turnen. Von Prof. F. Eckardt. (ANuG Bd. 583.) Geb. *RM* 2.—

„Für den Kenner der Sache eine feine Zusammenfassung und Übersicht alles Wissenswerten, für den Nichtkenner eine Einführung, wie er sie fesselnder sich kaum wünschen kann." (Die deutsche Schule.)

Die Leibesübungen und ihre Bedeutung für die Gesundheit. Von Prof. Dr. R. Zander. 4. Aufl. Mit 20 Abb. (ANuG Bd. 13.) Geb. *RM* 2.—

„Turnern und Sportleuten, Lehrenden und Lernenden, Fexen und Stubenhockern, ganz besonders auch den Frauen und Mädchen sei das Buch aufs beste empfohlen. Denn Deutschlands Zukunft verlangt ein vollkräftiges, Werte schaffendes Volk." (Pfälzische Heimatkunde.)

Wie erhalte ich Körper und Geist gesund? Von Geh. Sanitätsrat Prof. Dr. med. F. A. Schmidt. (ANuG Bd. 600.) Geb. *RM* 2.—

„Schmidt gibt einen nach Form und Inhalt gleich vollendeten Auszug seiner reichen Erfahrungen auf diesem Gebiet. Für jeden bringt dieses Büchlein Neues und Wertvolles in anregender Form und von einem Kenner, wie wir nur wenige haben." (Der Sport-Sonntag.)

Leitfaden für das orthopädische Schulturnen. Von Turnlehrern W. Hinnerks u. M. Puschert. M. 33 Bild. i. T. Kart. *RM* 2.80

„Das vorliegende Büchlein enthält in gedrängter Kürze den wesentlichen Übungsschatz der sogenannten orthopädischen Schulturnkurse in einer didaktisch sehr klaren und übersichtlichen Form und ist deshalb als Hilfsmittel für die Zusammenstellung der einzelnen Übungsstunden außerordentlich geeignet. Die Abbildungen sind sehr gut ausgewählt und wirken überzeugend." (Die Leibesübungen.)

Kinderturnen. Anregungen zur körperlichen Erziehung der Kinder vor d. Schuleintritt für Eltern, Erzieher und alle Freunde einer gesunden u. frischen Jugend von Prof. Dr. H. v. Baeyer u. Studienprofessor Fr. Winter. 5. Aufl. Mit 62 Abb. Kart *RM* 1.60

Springer Fachmedien Wiesbaden GmbH

Petersen-Andreassen-Jessen, Körperschule

Schülerausflüge. Eine Quelle der Kraft und Freude. Von Prof. Dr. H. Schomburg. Kart. ℛℳ 1.40

„Wir können das Buch allen Führern der Jugendwanderer warm empfehlen. Die einzelnen Kapitel sind von so hoher Begeisterung getragen, der Inhalt ist so meisterhaft dargestellt, daß jeder Leser hingerissen ist und den Verfasser im Geiste auf seinen Wanderfahrten begleitet." (Die Jugendherberge in der Nordmark.)

Das Wandern. Anleitung zur Wanderung und Turnfahrt in Schule und Verein. Im Auftrage des Zentralausschusses verfaßt v. Prof. F. Eckardt. 4., umgearb. Aufl. Mit 24 Abb. Kart. ℛℳ 1.40

„Es sind treffliche Ratschläge, kurz und packend, die hier zusammengestellt sind. Wer so wandert, dem wird diese leichteste und schönste aller Körperübungen zur Freude, zum Genuß und Segen an Geist und Körper werden. Für unsere Wanderabteilungen, für unsere Führer von Schüler- und Jugendabteilungen beiderlei Geschlechts ein unentbehrliches Buch." (Turnblatt aus Schwaben.)

Fröhlich Wandern. Von Geh. Hofrat Prof. H. Raydt. 2. Aufl. Mit zahlreichen Abbildungen. Kart. ℛℳ 1.60

„Das ist das Buch eines alten, erfahrenen Wandersmannes, ein Buch von der Weise rechten Wanderns, von der Schönheit und Poesie fröhlicher, frischer Wanderfahrten. Vom Jugendwandern vor allem sprechen viele Seiten. Es folgen eine Reihe praktischer Winke für die Ausführung von Jugendwanderfahrten neben einer Würdigung dessen, was durch die verschiedenen Vereinigungen, die das Jugendwandern fördern und pflegen, bereits geleistet ist." (Zugvogel.)

Hinaus in die Ferne! Zwei Wanderfahrten deutscher Jungen, erzählt von Direktor Dr. E. Neuendorff. Mit Buchschmuck von K. Mühlmeister. 3. Aufl. Geb. ℛℳ 5.—

„Neuendorff schenkt uns in dem Buche eine köstliche Gabe. Zum trefflichen Inhalt tritt die künstlerische Form der Darstellung.... Ich meine nicht zuviel zu sagen, wenn ich das Buch als das ‚Hohelied des Wanderns', als das Wanderbuch unserer Zeit bezeichne." (Der Wanderer.)

Erste Hilfe bei Unfällen in Schulen, Turn-, Spiel-, Schwimm- und Sportvereinen, auf Wanderfahrten und in der Jugendpflege. Von Med.-Rat Prof. Dr. J. Müller. 4. Aufl. Mit 33 Abb. Kart. ca. ℛℳ 1.20

„Die ‚Erste Hilfe' gehört zu den besten mir bekannten kurzen Samariterbüchern. Die Abbildungen sind durchweg klar und charakteristisch."
(Monatsschrift für das Turnwesen.)

Neue Volkstanzsammlungen:

18 ausgewählte Tänze aus den Sammlungen von Gertrud Meyer. Hrsg. von G. Meyer u. O. Ilmbrecht. Kart. ca. ℛℳ 1.60. / **Kommt zum Tanz!** Ges. u. beschrieben v. A. Sievers. Kart. ℛℳ 3.60. Nebenhefte je ℛℳ —.60. / **Deutsche Paartänze.** Ges. u. bearb. v. W. Schultz. Kart. ℛℳ 2.50. / **Jugendtänze.** Von E. Janietz und D. Giebel. Kart. ℛℳ 1.20. / **Neue Märkische Tänze.** Von E. Janietz und D. Giebel. 2., verb. Aufl. Kart. ℛℳ 2.20. Für Bandonion gesetzt von Fr. Müller. ℛℳ 1.50. (Erhältlich vom Bandonion-Musikverlag Fr. Müller, Hamburg 23.) **Maientanz – Erntekranz.** Bunte Tänze aus Pommern. 2. Heft. Von W. Schultz. Kart. ℛℳ 2.40

Ausführliches Verzeichnis über sämtliche Volkstanzsammlungen vom Verlag, Leipzig, Poststraße 3, erhältlich

Springer Fachmedien Wiesbaden GmbH

MIX
Papier aus verantwortungsvollen Quellen
Paper from responsible sources
FSC® C105338

If you have any concerns about our products,
you can contact us on
ProductSafety@springernature.com

In case Publisher is established outside the EU,
the EU authorized representative is:
**Springer Nature Customer Service Center GmbH
Europaplatz 3, 69115 Heidelberg, Germany**

Printed by Libri Plureos GmbH
in Hamburg, Germany